＼お医者さんがすすめる／

不調を治す 10倍ショウガの作り方

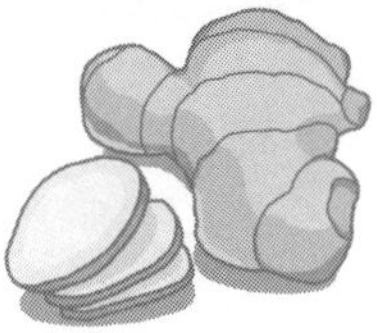

石原新菜

医師・イシハラクリニック副院長

アスコム

免疫力の最大の敵。
それは「○○」です。

この「○○」に何が入るか、
おわかりでしょうか？

はじめに

冒頭の○○、どのように予想されましたか？

疲労、飲酒、過食……あるいは運動不足やストレスに関連する言葉でしょうか。

確かにそれらも敵です。

しかし、最大の敵は

「冷え」

なのです。

「冷えは万病のもと」ということわざにもあるように、免疫機構の働きは、体温が低くなるほどにぶくなります。特に、現代人は体温が低下しています。

かつては、36・5℃～37・2℃が平均だったのに、そのレベルに達している人はほとんどいません。35℃台はあたりまえ、34℃台の人もいます。

現代人の体が冷えているのには、多くの理由があります。文明化による冷暖房の効き過ぎや、夜更かし、ストレスの多い環境、化学物質の摂取などは、どれも体を冷やす要因です。

ガン細胞は35℃台で最も増殖するといわれています。

体温が低ければ血液はドロドロになり、太りやすくなり、頭痛、便秘や下痢、生理痛などに悩まされ、アレルギー性疾患や自己免疫疾患などの病気にかかりやすくなります。さらに、疲れやすく、気持ちもふさぎがちになります。

現代人のかかる病気や体調不良は、感染症に限らず、そのほとんどが低体温に起因するといっても言い過ぎではないでしょう。

こんな時代だからこそ、多くの方におススメしたいのが「10倍ショウガ」です。

通常のショウガの10倍の効能があることから、私がこのように名づけました。

2000年前から伝わる漢方の「乾姜《かんきょう》」と呼ばれる食材のことで、生のショウガを蒸してから乾燥したものです。

「日本薬局方」などのデータによると、生のショウガを、乾燥させるとショウガオールという健康にいい成分が7倍に、蒸して乾燥させると10倍に増加することがわかっています。

「乾姜」は、一般的に「蒸しショウガ」の名前で知られています。この書籍でも、本文中は「蒸しショウガ」の名称を使っています。

蒸しショウガは、低体温の現代人にぴったりの食材。

実際、蒸しショウガを常用するようになって健康を取り戻した方がたくさんいます。

「たった2週間で血糖値が100以上も下がった」（50歳　女性）

「薬を飲んでも治らなかった高血圧が正常値に」（56歳　男性）

「毎朝、蒸しショウガ紅茶を飲むだけで3週間で4キロやせた」（48歳　女性）

「健康診断で、メタボと血液の数値が正常になった」（45歳　男性）

「長年苦しんできた花粉症が不思議と軽くなった」（39歳　女性）

「2週間で手足のむくみがとれて、冷えや生理痛も解消」（42歳　女性）

「便秘がたちまち解消、頭痛、肩こりも楽になりました」（67歳　女性）

これらはごく一例ですが、ショウガの効能をさらに濃厚にした蒸しショウガならではの薬効です。蒸しショウガは、体を温め、免疫力を上げます。血液がサラサラになるので、コレステロールが低下し、血圧が下がります。糖尿病が改善するなど、まさに万病に効く妙薬といえるでしょう。

現在、何かの病気を抱えているみなさんはもちろん、何となく元気がない、気力が低下しているといった軽い不調の方々も、蒸しショウガを試してみてはいかがでしょうか。ショウガはどこにでもある食品ですから、誰でもかんたんに手に入れて、すぐに試してみることができます。

本書では蒸しショウガの作り方を何通りか示すとともに、さまざまな応用法や、かんたんなレシピも紹介しました。本書がきっかけとなって、みなさんが健康で幸せな毎日を送ることができれば、著者としてこんなにうれしいことはありません。

石原新菜

蒸しショウガのすごいパワー！生のショウガとはここが違う

ショウガにはジンゲロールとショウガオールというふたつの薬効成分が含まれています。

生ショウガはジンゲロールがほとんどで、すごい効能をもつショウガオールがあまり入っていません。

それがショウガを蒸すことで、成分が変わります。

蒸しショウガには、生ショウガの10倍のショウガオールが含まれています！

ジンゲロールの効能

- 血流を促進して体を温める
- 殺菌作用
- 免疫力を高める
- 頭痛や吐き気を抑える
- 抗ガン効果 など

ショウガオールの効能

- ダイエット効果
- 血液サラサラ効果
- 免疫力を高める
- コレステロールを下げる
- 消化吸収能力を高める
- 抗酸化作用
- 殺菌、解毒作用
- 体内の脂肪や糖質の燃焼を促進させて体温を上げる

蒸すことで成分に変化が！

生のショウガ

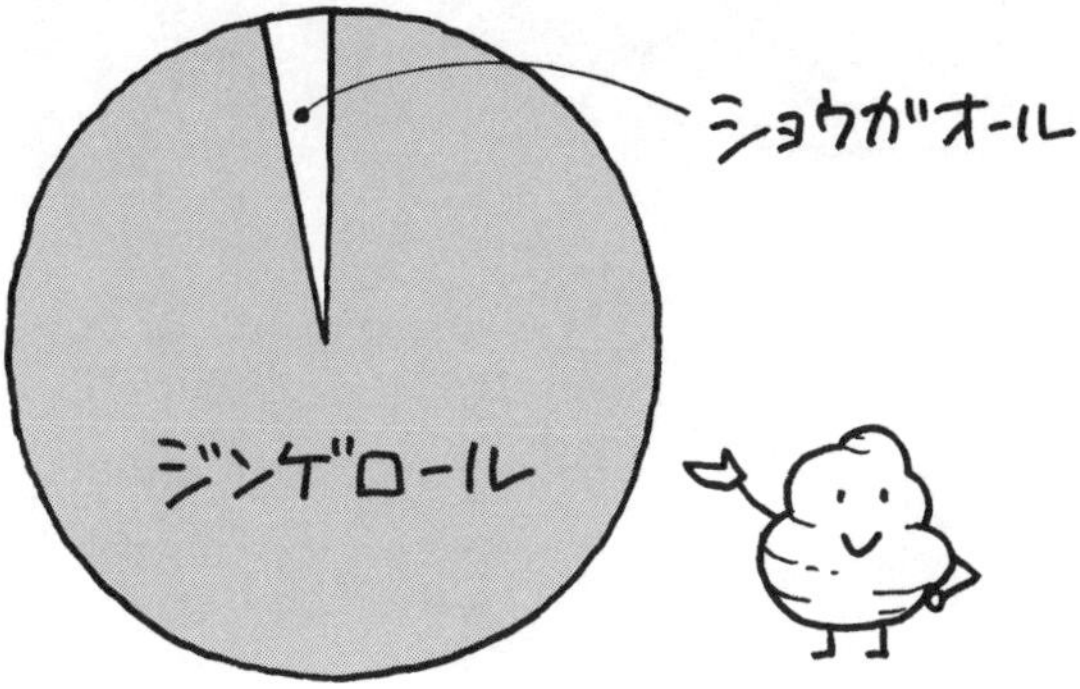

蒸しショウガ

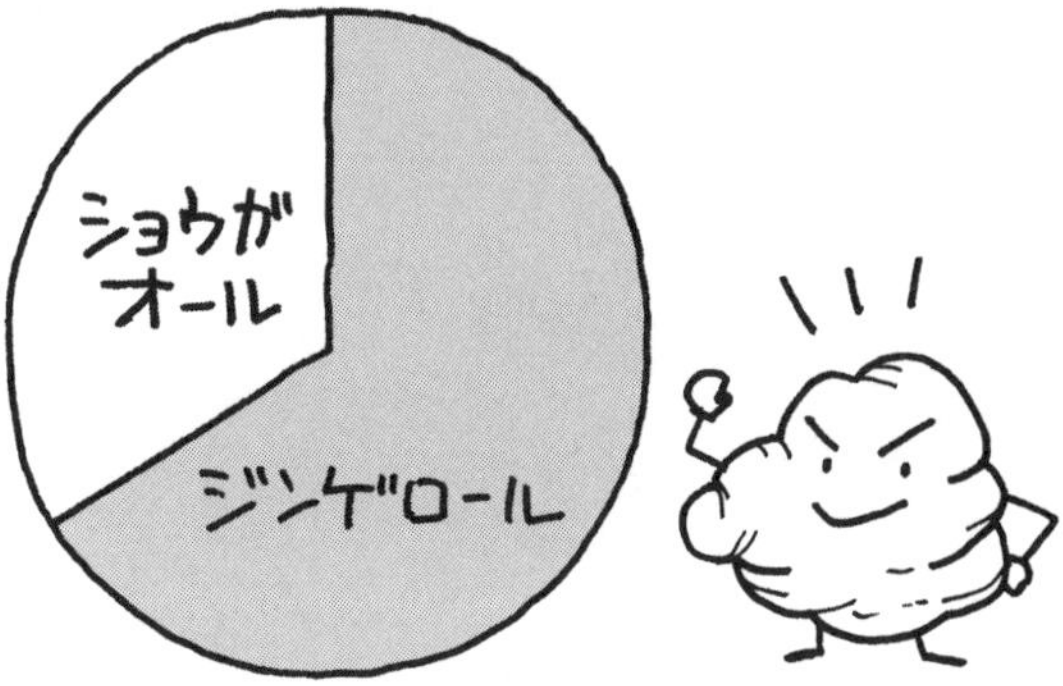

蒸しショウガは、いつも持ち歩いて何にでもササッとかけるだけ！

蒸しショウガは３カ月保存がききます。粉状にして容器に入れて持ち歩けば、外食時でも活用できます。家でも外でも、蒸しショウガライフを始めましょう！

紅茶にササッ!

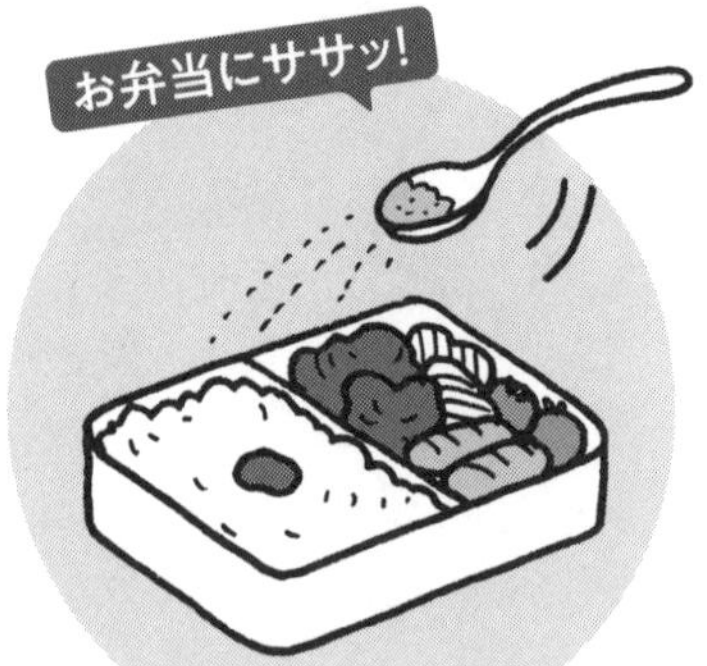
お弁当にササッ!

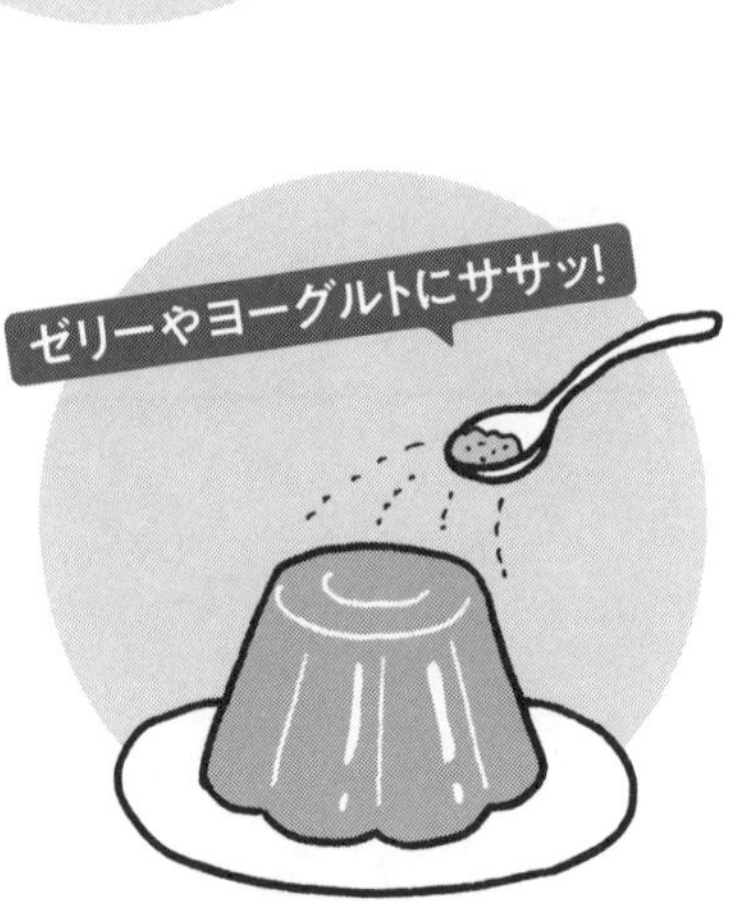
ゼリーやヨーグルトにササッ!

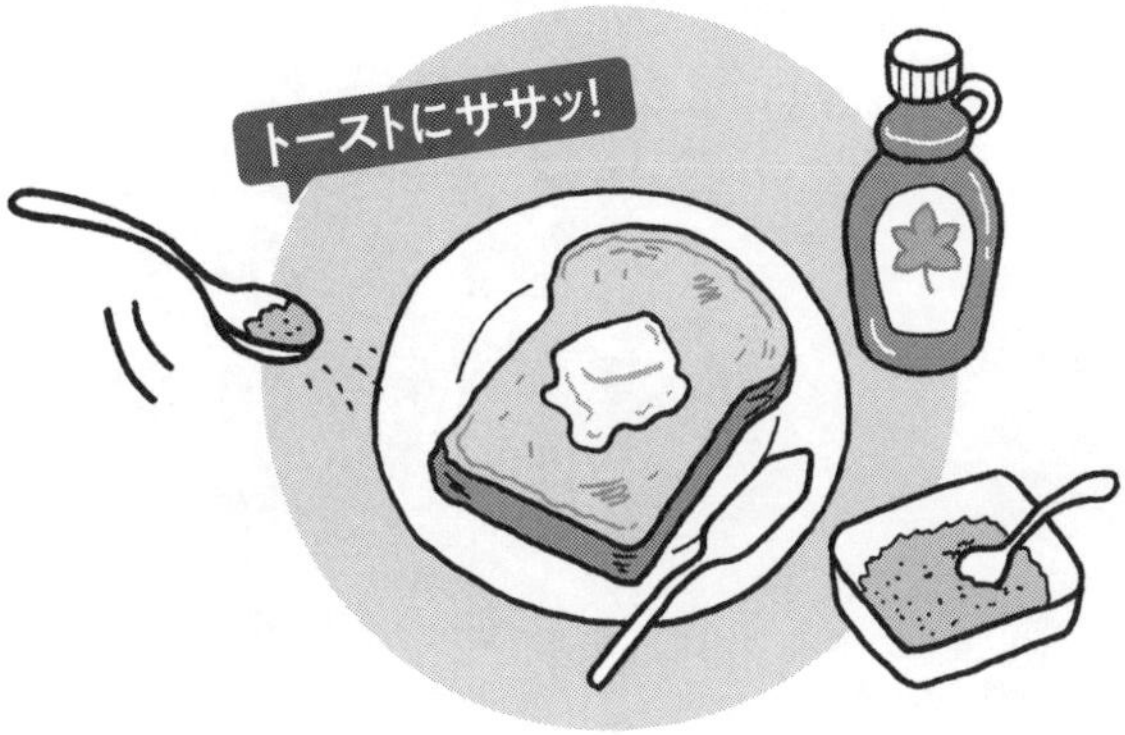
トーストにササッ!

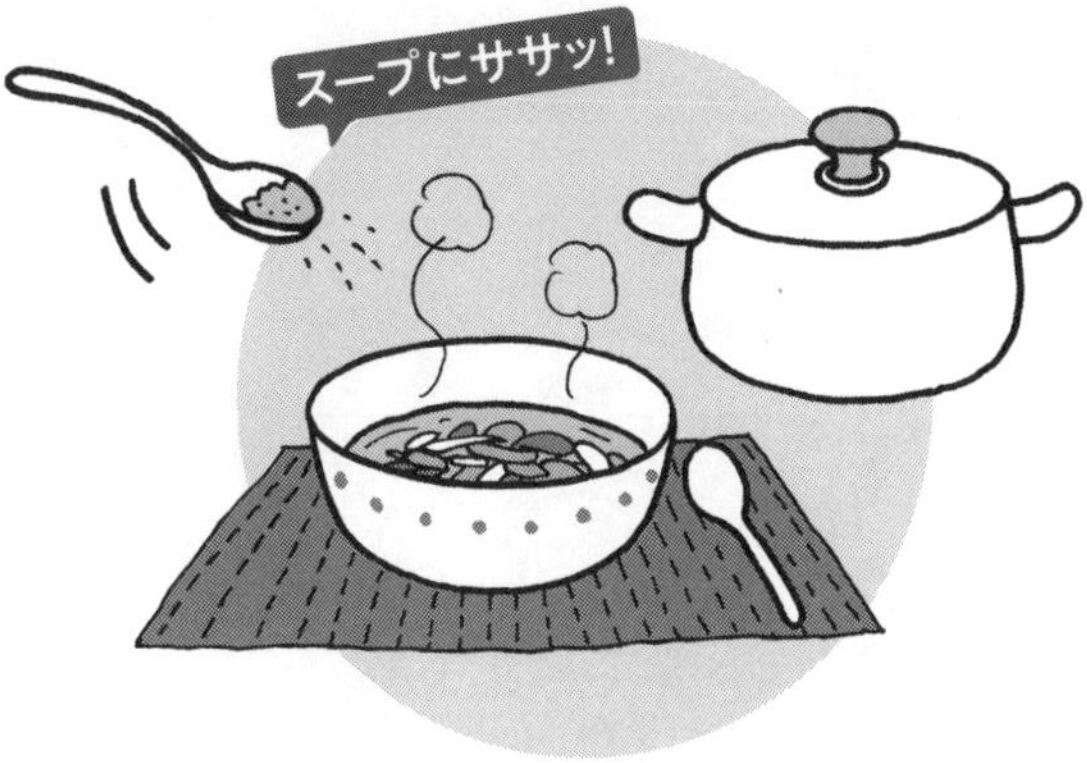
スープにササッ!

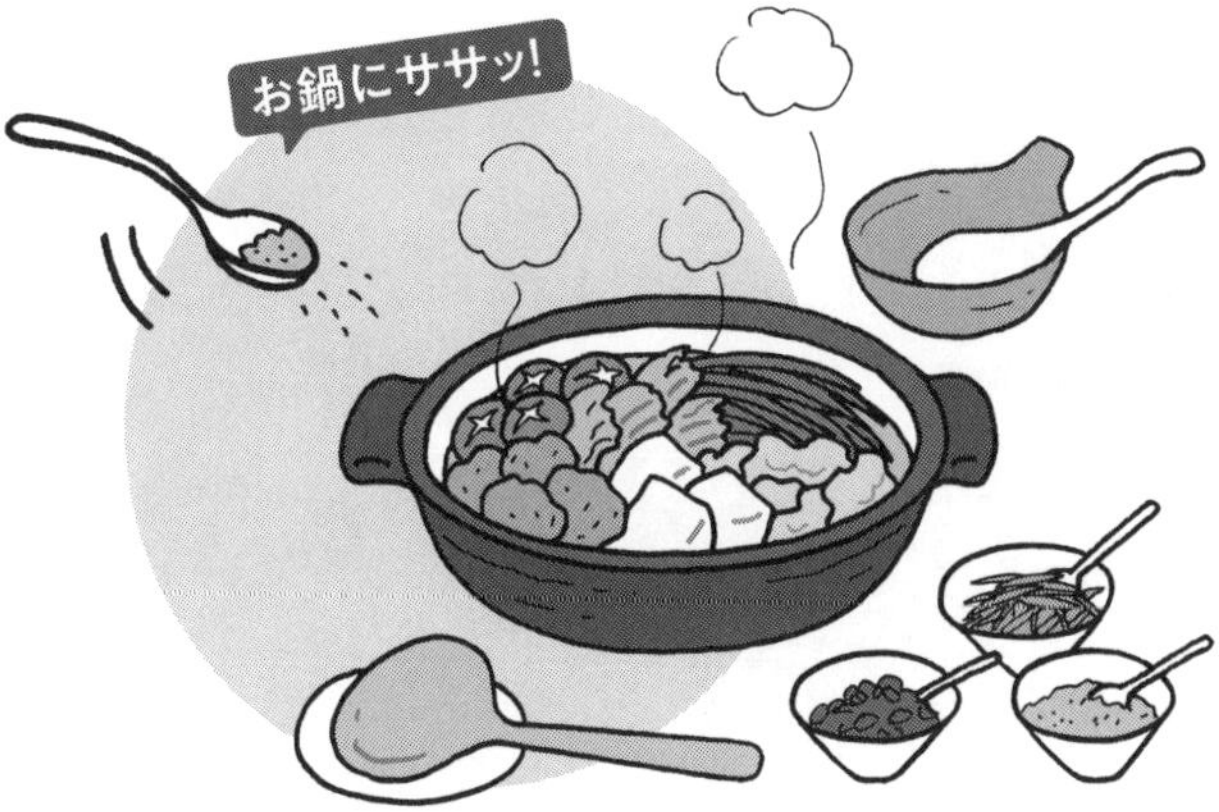
お鍋にササッ!

蒸しショウガを毎日食べれば こんな効果が！

蒸しショウガにはすごい効果があります！　蒸しショウガを始めた人たちからは「血糖値が下がった」「血圧が下がった」「体重が10キロ落ちた」「疲れがなくなった」などなど、その効果を実感する声がたくさん届いています。

糖尿病改善！

体の中の糖分や脂肪を燃やして代謝をよくするので、血液中の糖濃度がみるみる下がる！

蒸しショウガを食べ始める前

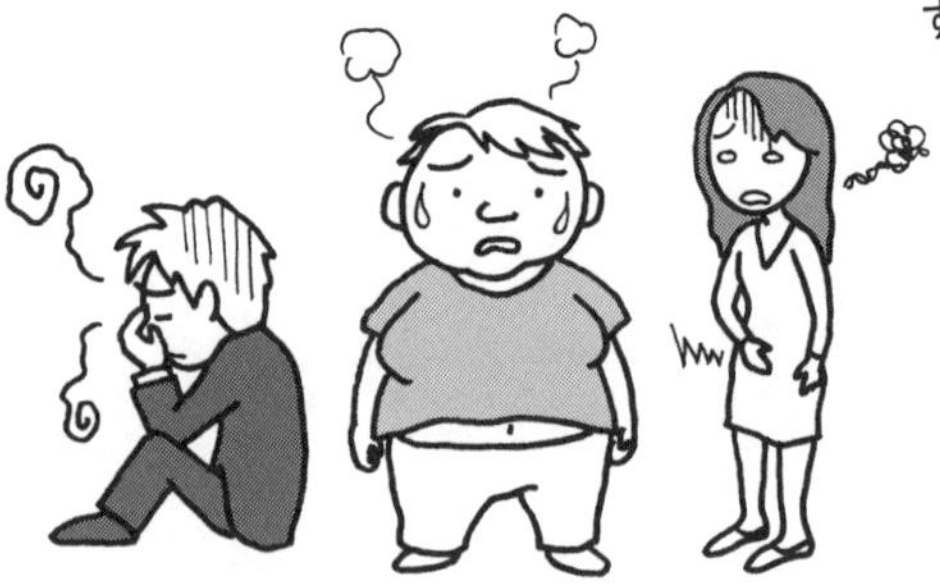

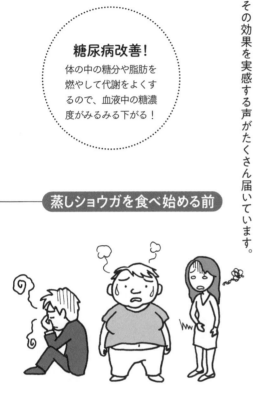

花粉症対策！

免疫系を元気にする効果で、花粉症をはじめとしたアレルギー疾患に効く！

便秘解消！

体の中の水分の排出をうながして、腸の働きを正常に！

血液サラサラ!

代謝がよくなるので、血液をドロドロにしている老廃物が燃えてサラサラに!

うつ病に効く!

蒸しショウガは、全身の気の流れをよくする漢方。「気の病」に効きめ大!

高血圧改善!

蒸しショウガのパワーが脂肪を燃やして血管を広げるので、血圧が安定する!

蒸しショウガを食べ始めたら…

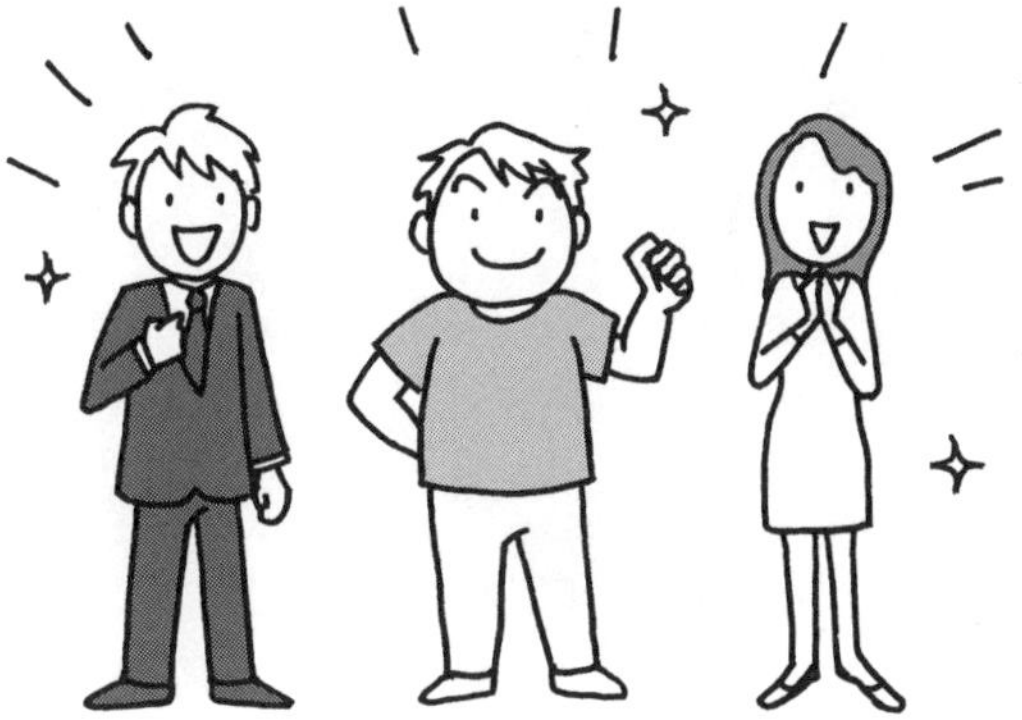

さあ、あなたも蒸しショウガを始めましょう!

ダイエット効果!

代謝が改善し、体の中の糖分や脂肪が燃えるので、自然にやせる!

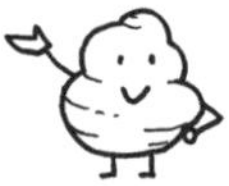

第1章 蒸しショウガのすごいパワー

糖尿病、高血圧などに効果抜群！ 生活習慣病対策に！

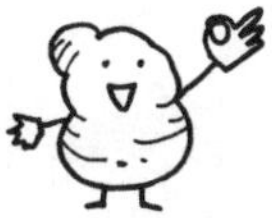

第2章

かんたん、おいしい、続けられる

蒸しショウガ活用法！

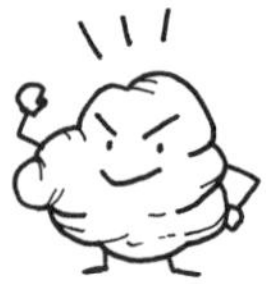

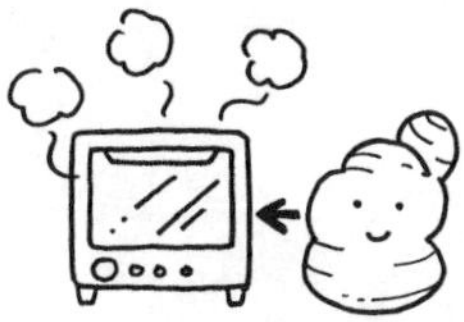

第3章

かんたんにできる！
蒸しショウガの作り方

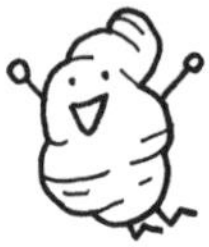

第4章

やせる、すっきりする、温まる

症状別、蒸しショウガ健康レシピ

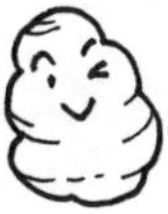

第5章

長年の悩みがウソのように解消!

私の蒸しショウガ健康法

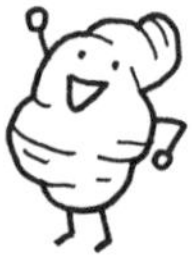

本書は2013年7月に弊社より刊行された
『病気にならない　蒸しショウガ健康法』を改題し、一部加筆修正したものです。
記述内容は、刊行時点(2013年7月)の情報等に基づいたものになります。

第1章

蒸しショウガのすごいパワー

糖尿病、高血圧などに効果抜群!
生活習慣病対策に!

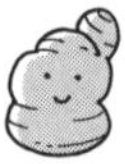

さまざまな体の不調に効く、ショウガのすごい効能

ショウガのおもな薬効は、次ページの表のようなものです。

さらには、最近ではガンを治す、ガンにかかりにくくするという効果も報告されています。アメリカのミシガン大学の研究で、ショウガはガン細胞を自滅に導くことがわかっていますので、ショウガを常食している人はガンにかかりにくいといわれています。

インド原産の植物であるショウガは、今から２０００年以上前に世界中に伝わり、そのすぐれた薬効が人々に知られていました。たとえば古代ギリシャでは、哲学者のピタゴラスがショウガを消化薬として使用しています。

中国では紀元前５００年ころに活躍した孔子が、毎日の食事の際にショウガを必ず一緒に食べていました。そして漢方薬の約70％にショウガが基本成分として加えられ

ショウガには、こんなに多くの効能がある！

①体を温める 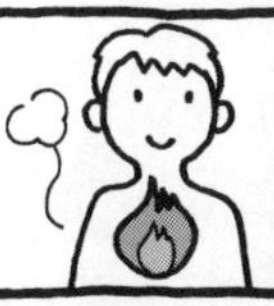	②痛みをとる 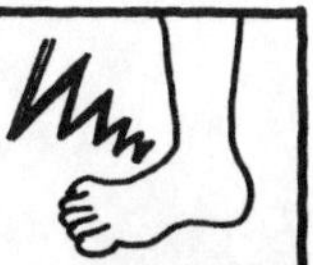
③免疫力を高める 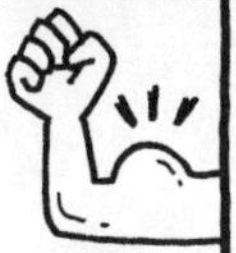	④熱を下げる 
⑤ダイエット効果 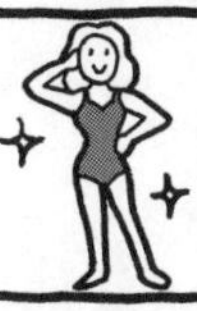	⑥コレステロールを低下させる 
⑦血液をサラサラにする 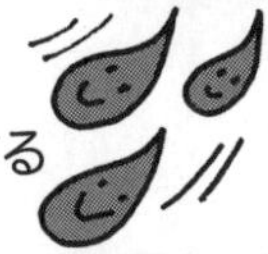	⑧老化予防 
⑨殺菌作用 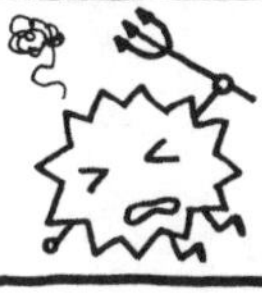	⑩血圧を下げる 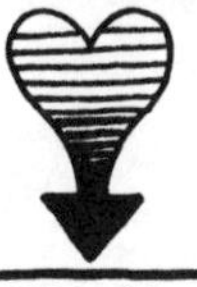
⑪肝機能の改善 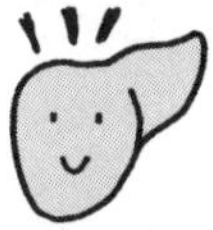	⑫うつ症状を改善する 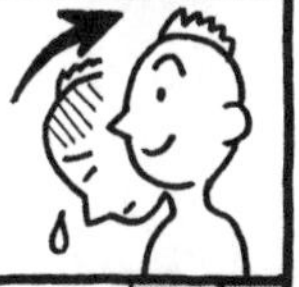
⑬吐き気を抑える 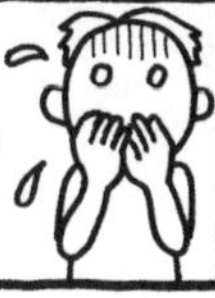	⑭気管支を広げる 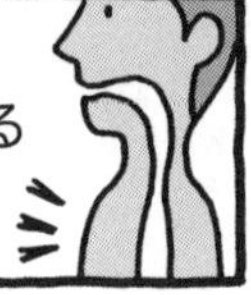

ていて、明《みん》時代の薬学の本には、「ショウガは万病を防ぐ」と書かれています。ヨーロッパでは、中世にロンドンでペストが大流行したとき、ショウガを食べていた人が感染しなかったことから、ジンジャーブレッドが生まれました。つまりショウガは、人類の歴史が始まってからずっと、人びとの健康を守り続けているのです。

そんな**ショウガの薬効をさらに強力にしたのが蒸しショウガです。生ショウガにはわずかしか含まれていないショウガオールという薬効成分が10倍以上もあり、いろいろな病気や体の不調に効いてくれます。**また、ダイエットや体質改善にも目に見える効果をもたらしてくれます。そのすごいパワーについては、この章の後半でくわしく説明します。

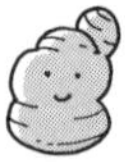

ジンゲロールとショウガオールのすごいパワー！

くわしくは第3章で解説しますが、蒸しショウガ（乾姜）の作り方は、生のショウガを1ミリ厚くらいにスライスし、30分くらい蒸して加熱、そのあと天日干しや室内乾燥でカリカリになるまで乾燥させる、ただそれだけです。

なぜ生のままでもすぐれた薬効を示すショウガを、わざわざ蒸したり乾燥させたりするのでしょうか。

それは、**ショウガの持つ体を温める効果が、加熱することでさらに増加するからです**。いまから数千年前の人々がそれを知っていたということに、私は頭が下がる思いがします。

ショウガにはたくさんの薬効がありますが、一番大きいものは体を温める効果。これをもっと引き出せば、冷えが悪さをしている人に強烈に効くだろう。昔の人たちはそう考えて試行錯誤の末に蒸しショウガにたどりついたのだと思います。

わりとポピュラーで西洋医学にもよく使われる漢方薬に、小柴胡湯《しょうさいことう》など柴胡湯《さいことう》の系統があります。これには小柴胡湯、大柴胡湯《だいさいことう》、柴胡桂枝湯《さいこけいしとう》、柴胡桂枝乾姜湯《さいこけいしかんきょうとう》などがありますが、この中でとくに体の弱っている人をサポートするために使われるのが柴胡桂枝乾姜湯という薬です。

名前からもわかるように、ほかの3種類もみなショウガが使われているのですが、これのみ乾姜が配合されています。つまり**蒸しショウガは体力のない、体の弱った人向きのパワー食品として、はるか昔から使われていた**わけです。

具体的にいうと、ショウガにはジンゲロールという成分とショウガオールという成分が含まれていて、これらがショウガの効能を示すといわれています。生のショウガのなかに、**ジンゲロールはショウガオールの数十倍**あります。

生のショウガに多く含まれている**ジンゲロールの効能は、頭痛や吐き気を抑え、血流を促進して体を温めることです。殺菌作用や胆汁の分泌を促進する作用があり、免疫力を高める効果や、抗ガン効果も確かめられています。血管を拡張させ、血流を促進する効果もあります。**

もう一方の**ショウガオールは、体を発熱させて体温を上昇させます。**ジンゲロールの体を温める効果は血行促進によるものですが、**ショウガオールは体内の脂肪や糖質**

ショウガの薬効は加熱するとパワーアップ！

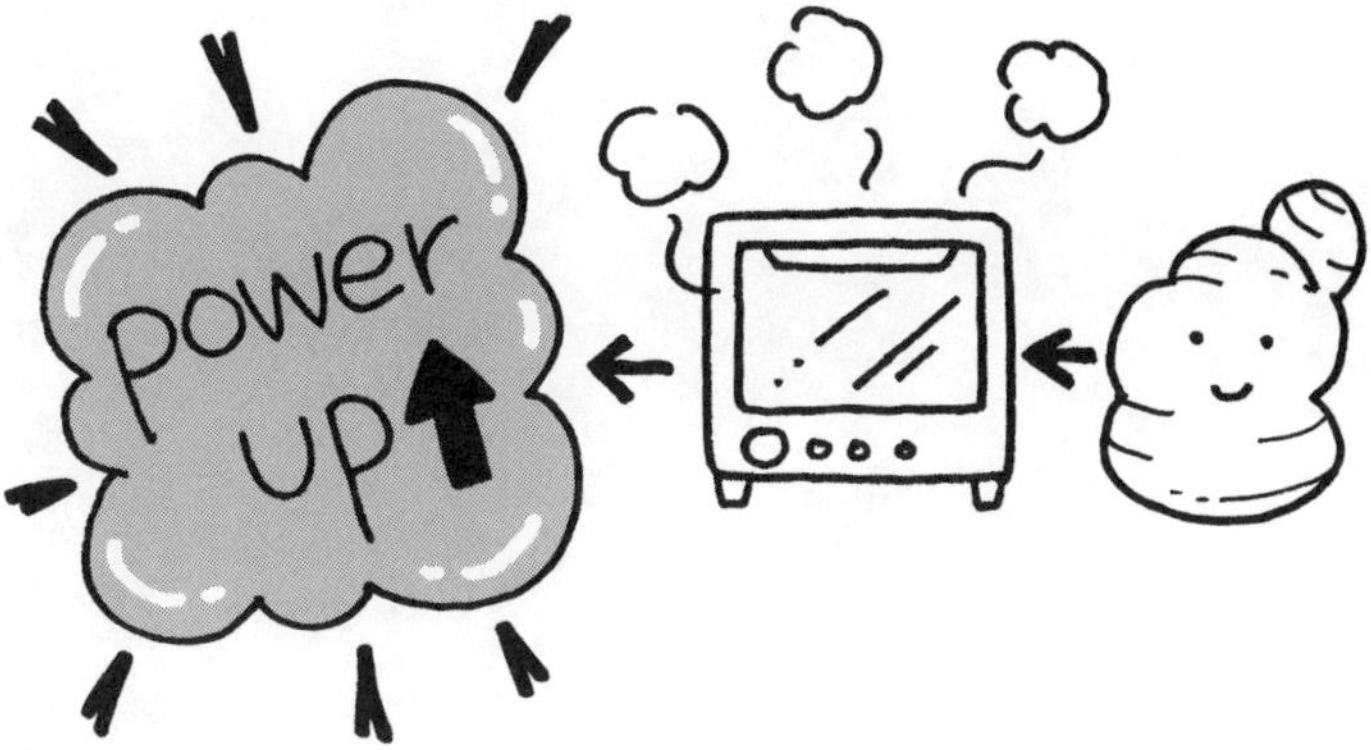

の燃焼を促進させて体温を上げます。このためダイエット効果もこちらのほうが期待できます。

また、**血液をサラサラにし、血管を拡張して血行をよくします。免疫力を高め、コレステロールを下げ、消化吸収能力を高めます。抗酸化作用や抗菌、解毒作用もあります。**つまりジンゲロールとショウガオールの効能には少し違いがあるわけです。

ショウガを加熱したり乾燥させたりすると、ジンゲロールがショウガオールに変わります。生のショウガは、大半がジンゲロールでショウガオールは少ししか入っていませんが、**蒸しショウガはショウガオールの割合が増えて**

います。これが蒸しショウガのパワーの理由です。

体内の燃料である脂肪や糖質を効率よく燃やして熱に変えてくれるショウガオールの効能は、蒸しショウガが最もたくさん持っているといえます。

加熱すればいいといっても、あまりに高温で処理してしまうと、有効成分が壊れてしまい、薬効を高めることができません。そこで「蒸す」という穏やかな加熱方法がとりいれられたのです。

また、蒸籠《せいろ》を何段も積み重ねて使えば、大量のショウガを一気に加熱処理することが可能になります。「蒸してから乾燥する」という蒸しショウガの製造プロセスは、数千年にわたる人類の叡智《えいち》といっても過言ではありません。

ではこれから、蒸しショウガで劇的な健康回復を果たしたみなさんの声を聞きながら、その秘密に迫っていきましょう。

その1
糖尿病の改善
代謝を改善し血糖値を下げる

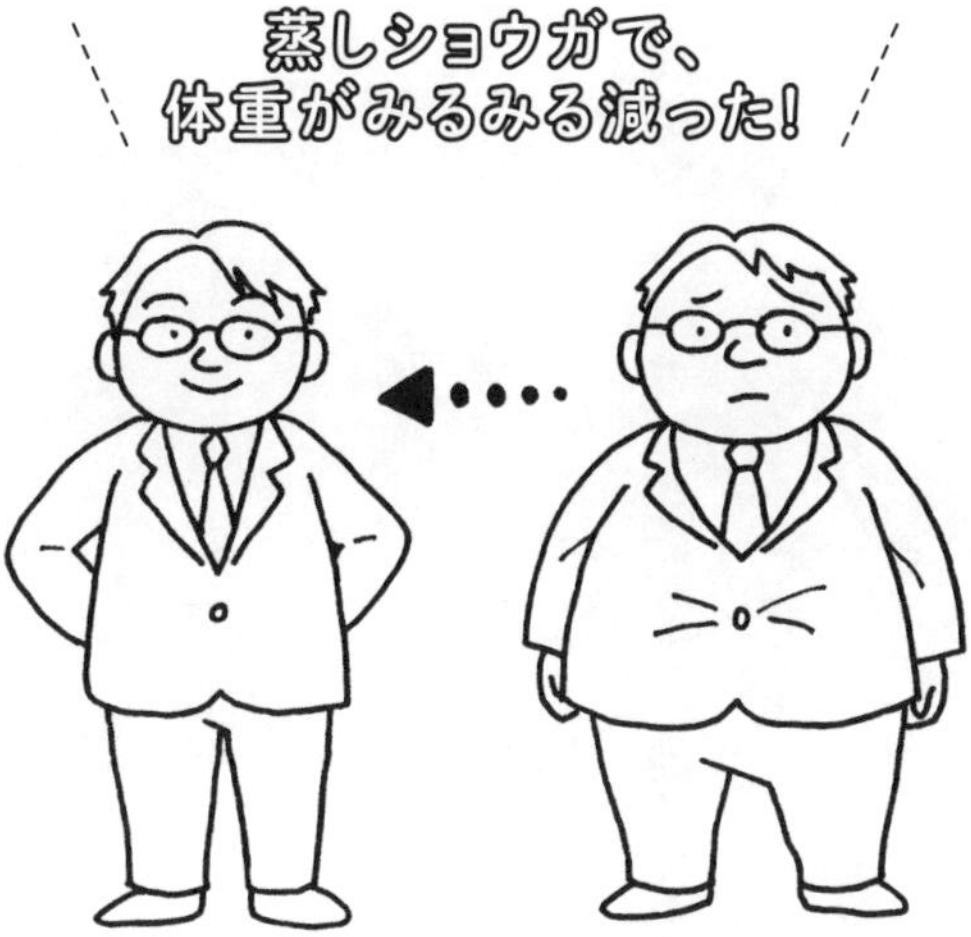

会社経営者のKさんは、60代の男性です。体重は100キロをはるかに超え、血圧も血糖値も高く、とくに血糖値は300近くもありました。

すすめる人があって、蒸しショウガを食事のたびに食べ始めたところ、体重がみるみる減り始めました。そして100キロを切ったころ、血糖値も急降下して120に。これはギリギリですが正常値です。

糖尿病は肥満などの原因で、血液中の糖濃

度が高くなってしまう病気です。放置すると目の網膜や腎臓、心臓などの毛細血管が破壊されてしまい、重大な合併症を引き起こします。

西洋医学では、血糖降下剤やインスリン注射などで血糖を下げ、糖濃度をコントロールしようとしますが、もともとの原因を放置したままでは、効果的な治療は望めません。血糖値を下げることも大事ですが、その状態を作っている原因を取り除く必要もあるわけです。


蒸しショウガが糖尿病に効く理由は、体温を上げ、代謝をよくしてくれるからです。代謝というのは体の中で糖分や脂肪を燃焼させてエネルギーを作り出すことですから、その効率がよくなれば、必然的に燃料である糖分が使われ、血液中の糖濃度が下がります。

そもそも糖尿病の原因は、代謝が低下していることにあります。代謝の低下が冷えを招き、体を太らせ、血糖値や血圧を上げるのです。

その2

高血圧の防止

余分な水を排出し血圧を下げる

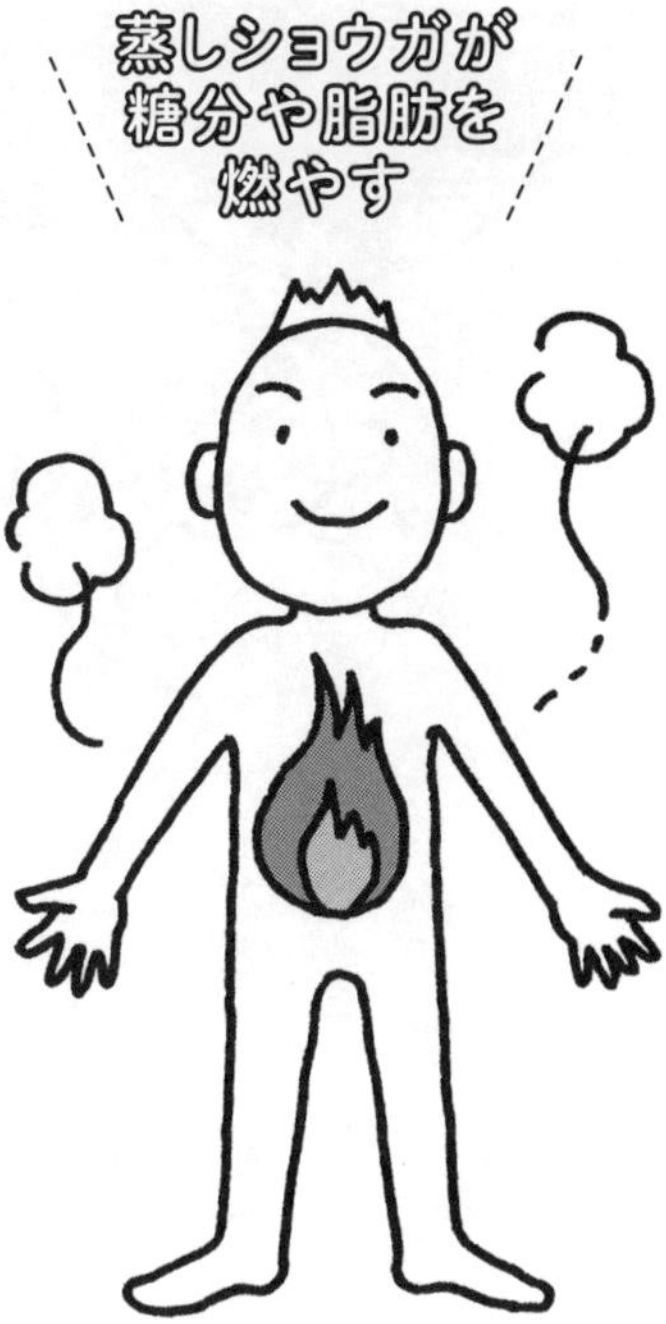

Iさんは50代の女性ですが、162センチの身長に対して、体重は80キロ。血圧は上が180、下が120でした。

聞いてみると、Iさんはよく水分をとるそうです。一般に、**たくさん水分をとる人**

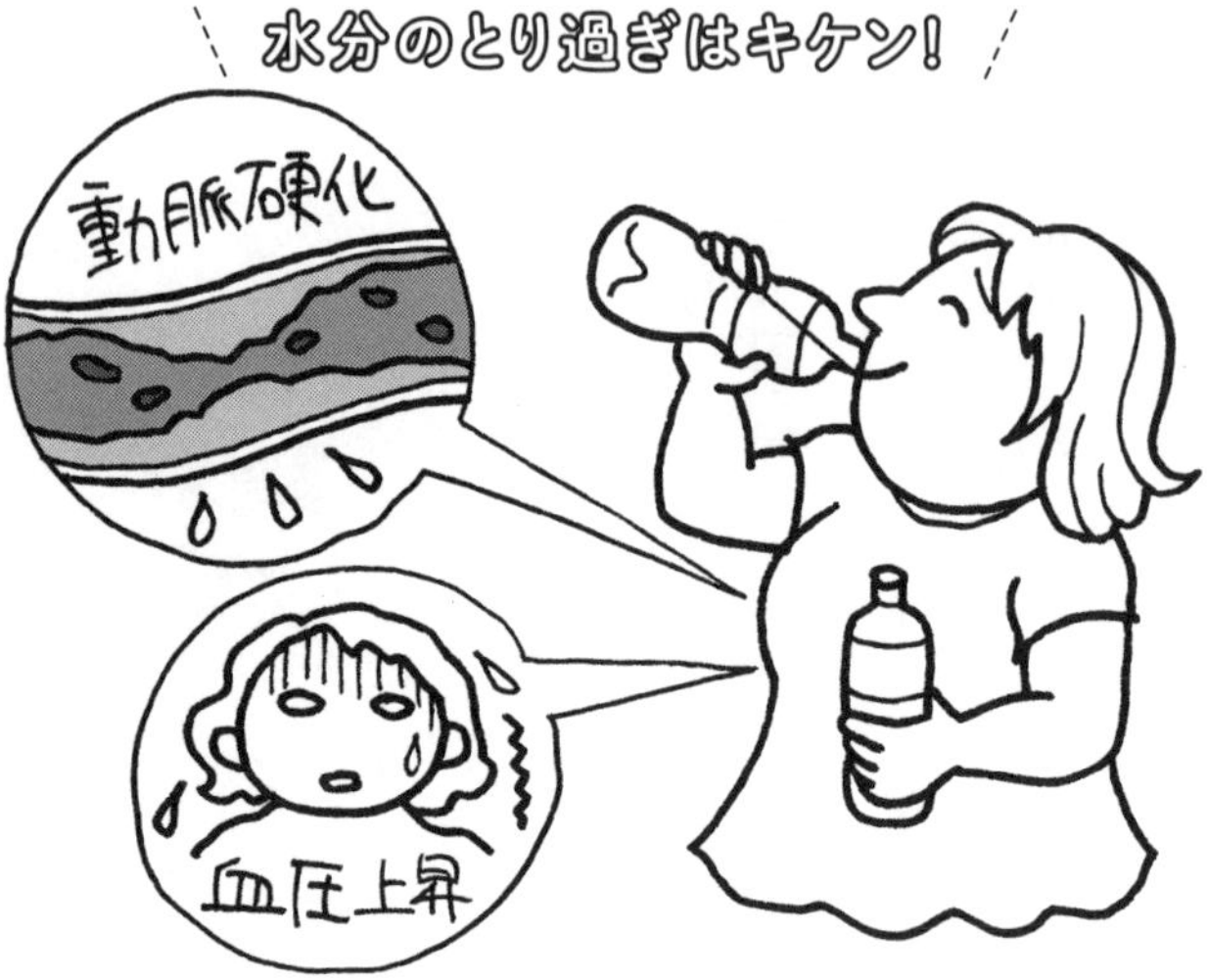

は、体温が下がって代謝が悪くなり、太ります。**血圧や血糖値が上昇し、血液はドロドロに。そして動脈硬化も起こし、さらに血圧が上がっていきます。**その悪循環を絶つには、蒸しショウガの強力なパワーで体を温めるのが一番です。

早速、Iさんにはすべての飲み物をやめてもらい、粉末の蒸しショウガを使ったショウガ紅茶だけを飲んでもらうことにしました。

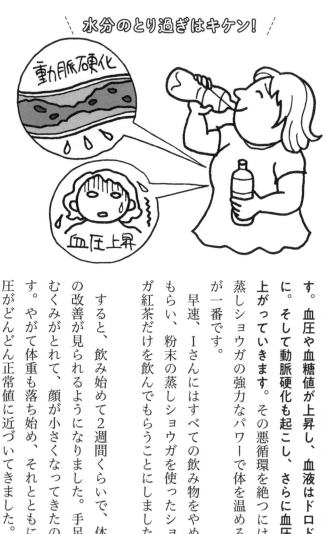

すると、飲み始めて2週間くらいで、体質の改善が見られるようになりました。手足のむくみがとれて、顔が小さくなってきたのです。やがて体重も落ち始め、それとともに血圧がどんどん正常値に近づいてきました。体

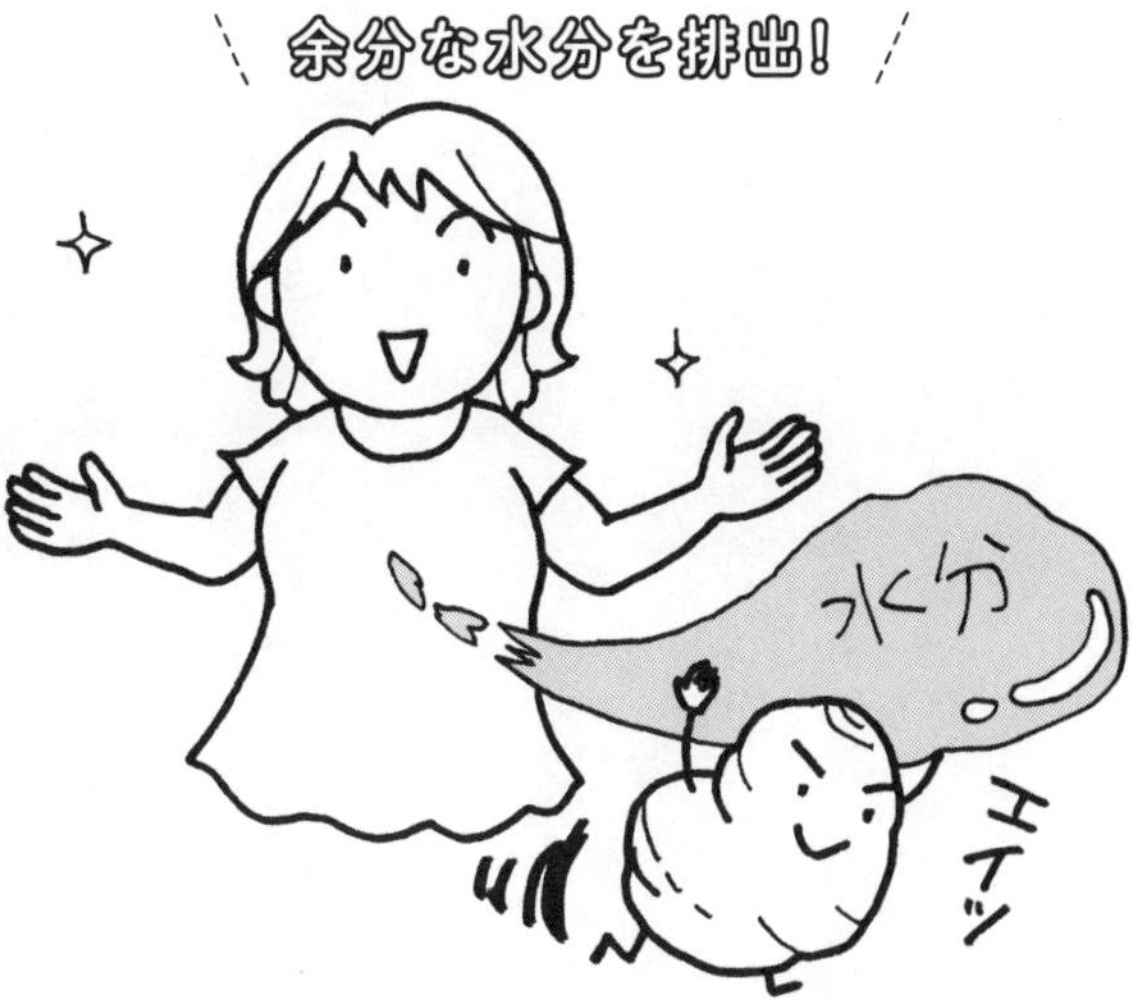

重が60キロ台になったころには、上の血圧は130に。

体に溜まった水を出すには、ショウガが一番。体に溜まった水が排出されれば、手足のむくみもとれ、女性に共通の悩みである冷え性や生理痛、生理不順やぼうこう炎も予防できます。何より、体がスリムになることで、ウォーキングやスクワットなどの運動も楽しくなります。それによって下半身に筋肉がつけば、さらに体を温め、水を排出することが容易になるでしょう。

その3 肥満の解消

ダイエットが無理なく続けられる

会社員のAさんは、食べるのが何より好きな30代の女性。増える一方の体重を気にしていろいろなダイエットを試みますが、10キロくらいやせては、それ以上のリバウンドを繰り返します。どうしても長続きしないようです。とうとうベスト体重を20キロもオーバーしてしまいました。

しかし蒸しショウガの粉末を使ったショウガ紅茶のダイエットを始めたところ、1週間で肌がきれいになり、1カ月後には頭痛や体のだるさもなくなりました。体調がよくなったところで、ウォーキングなどの運動もとりいれたところ、ついに体重が減り始めました。

そして10カ月後には12キロ減、1年後には16キロダウンして、ついに目標の体重に

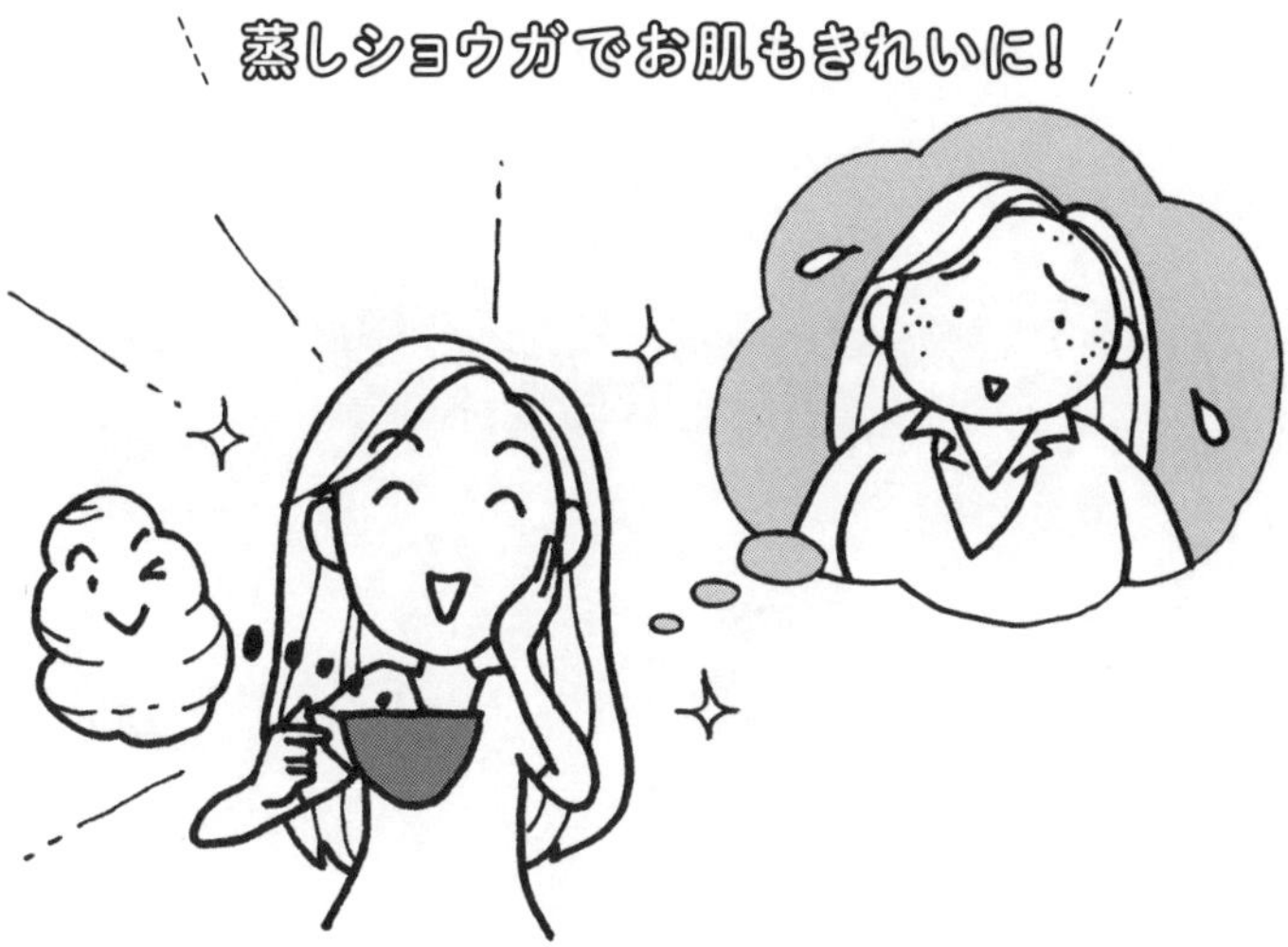

することができたのです。

ショウガ紅茶を飲むだけ。無理なダイエットのメニューをこなしているわけではないので、長続きできました。これがダイエットを成功させた秘訣なのでしょう。

肥満を解消しようと、さまざまなダイエット法が紹介されていますが、私は**ショウガを使ったダイエットにまさるものはない**と思います。

お金もかからず、苦痛もなく、我慢もしないでやせられるのですから、まずは試してみてはいかがでしょうか。

蒸しショウガダイエットなら無理なく続けられる

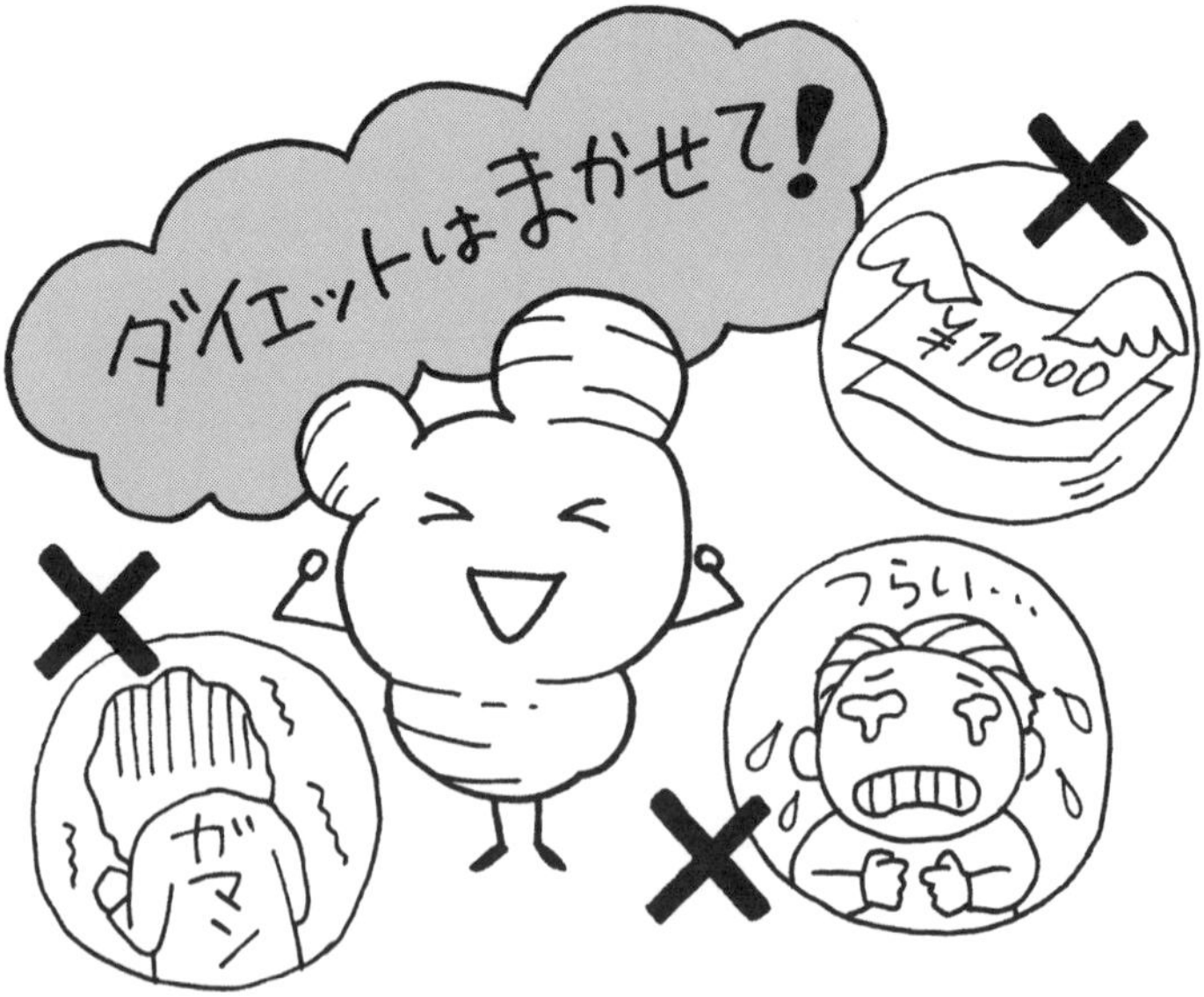

蒸しショウガダイエットは、天然食品であるショウガを加工するだけなので、高価な薬は必要なく、我慢やつらい思いをすることもありません。

ガンの予防

その4 体温を上げて、ガンの元＝低体温を改善

医学が発達しているといわれているのに、なぜガンで死ぬ人が減らないのでしょうか。それは、ガンを発症する人が増え続けているのと、ガンの治療が根本治療ではないからです。せっかくひとつガンを退治しても、すぐ次のガンができてしまっては、まるでモグラ叩きです。

なぜ**現代人がガンにかかりやすいかといえば、体温が低いからです。**研究の結果、ガン細胞は体温が35℃くらいのときに最も活発に活動し、増殖することがわかっています。

昔の人は平熱が36・5℃～37・2℃くらいが普通でしたから、ガン細胞にとっては増えにくい環境でした。しかし、現代人の平熱はまさにその35℃前後。昔の人と比べて平熱が約1℃下がっています。

体温が1℃下がると、免疫力は約30％低下します。どんなに気をつけていても、低体温の人は自分の免疫をすり抜けたガン細胞が増殖してしまいます。

なぜ肺や食道、胃や子宮などはガンになるのに、心臓や脾臓《ひぞう》、小腸のガンはないのでしょう。それは、これらの器官が高温だからだといわれています。それに対して、肺や食道、胃や子宮は管や袋の形をして体の外と通じているので、比較的低温なのです。

自分の力でガン細胞をやっつける方法は、いくつかあります。まずは体温を上げてガン細胞を殺すこと。どういうことかというと、**ガン細胞は体温が39・3℃以上になると死滅してしまうのです。**

19世紀のドイツで、世界初のガン自然治癒例が発表されましたが、それは肺炎で高熱を発した人たちの例でした。さすがに39℃は体に相当なダメージがありますが、35℃のガン培養温度を36・5℃くらいに上げるのなら、無理はありません。体温の低い人は、いますぐにでも蒸しショウガで体を温めましょう。それが、ただちにできるガ

体温を上げるだけでガン予防

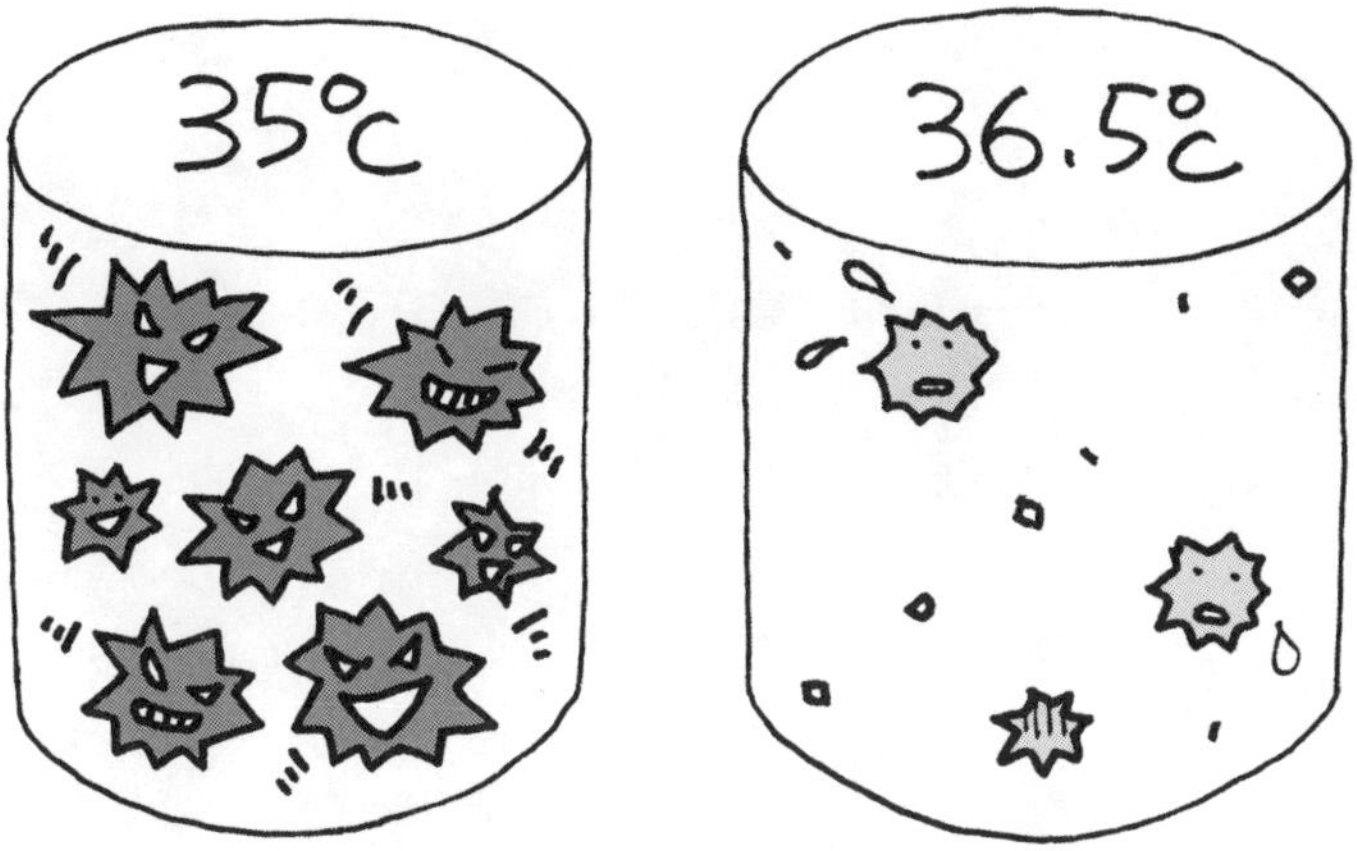

ンの予防法なのです。

また、ナチュラルキラー細胞（ＮＫ細胞）と呼ばれる白血球の一種は、免疫機構としてガン細胞を攻撃し、溶かしてしまう働きがあります。ショウガは免疫機構を全体的に活性化しますから、ＮＫ細胞の働きを強め、ガン細胞を攻撃する能力を高めることが期待できます。

その5 うつ病の対策
脳の血流が改善し、気分がよくなる

Sさんは30代の男性です。とても性格のよい好青年でしたが、ストレスから不眠症が高じてうつ病になってしまいました。

漢方では血の流れとともに気の流れも重視します。気というのは目に見えませんが、体を巡って全身に働きかける作用のあるもので、簡単にいうとエネルギーのことです。

この**気の流れをよくする働きのあるものを「気剤《きざい》」と呼びますが、ショウガはシソと並んで代表的な気剤です。**気の滞りが原因で起こる「気滞《きたい》」=抑うつ状態を改善し、脳の血管を広げることで、脳の血流をよくし、気分をよくするためと考えられています。

重症のうつ病になってしまったSさんに、私は蒸しショウガをすすめました。蒸し

＼ 蒸しショウガは脳の血流を良好に ／

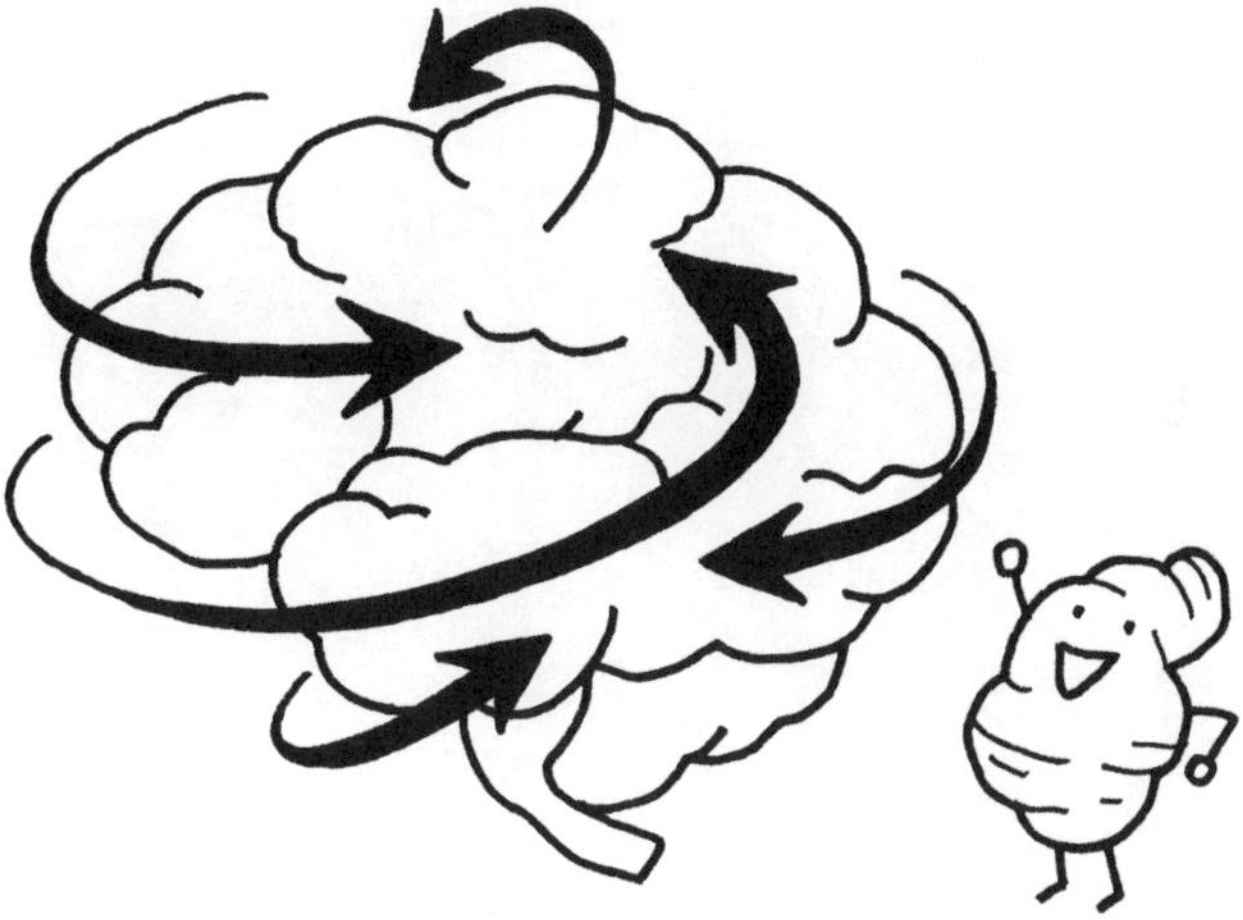

ショウガの粉末を食事に加えるだけでなく、ショウガ紅茶、ショウガ酒にして飲んでもらったのです。その結果、体が温まってリラックスできるようになり、まずは不眠が解消されました。そして、ぐっすり眠ることでだんだん気力が回復していき、ついに職場復帰を果たすことができました。

Sさんによれば、**ショウガの香りを嗅いでいるうちに、だんだん気持ちが晴れてきたといいます**。文字通り、「気剤」としての働きを、蒸しショウガがもたらしてくれたのでしょう。

じつは、うつ病にかかりやすい人も低体温の傾向があります。体温が低いために血管が収縮していて、いつも少しストレスがかかっている状態になっているため、同じストレスを受けても、体温の高い人よりダメージが大きくなります。脳の血流も緩やかなので、活発な働きが望めません。何より、心の動きが前向きでなく後ろ向き、外向きでなく内向きになってしまいます。

その6 アレルギー対策
花粉症は蒸しショウガで治せる

40代の女性であるAさんは花粉症がひどく、毎年春になるのを怖がっていました。これまで、ありとあらゆる花粉症対策を試してきました。「甜茶《てんちゃ》がいい」と聞けば、甜茶を浴びるほど飲み、ヨーグルトをせっせと食べ、赤ワインを飲み、鼻うがい、洗眼。それでも効果がないので、蒸しショウガを試してみました。

体がぽかぽかと温まるにつれて、ひどかったくしゃみや鼻水がだんだんおさまってきました。心なしか、眼のかゆみも軽減したようです。そうなると外出が怖くなくなり、気持ちも前向きになりました。1年後、Aさんは春が来るのが楽しみだといいます。もう花粉を恐れる必要がなくなったからです。

花粉症に限らず、**さまざまなアレルギーの症状は、体から水分を外に出そうとする反応です。**つまり、アレルギー性疾患は水毒が原因というわけです。低体温で水の排出がうまくいかず、免疫系が働いて余分な水分を体の外に捨てようとしているのです。したがって、**体温を上げて余分な水分を排出してやれば、アレルギーの症状がおさまるはずです。**

アトピー性皮膚炎や花粉症は、最近になって患者数が激増している病気です。なぜ最近

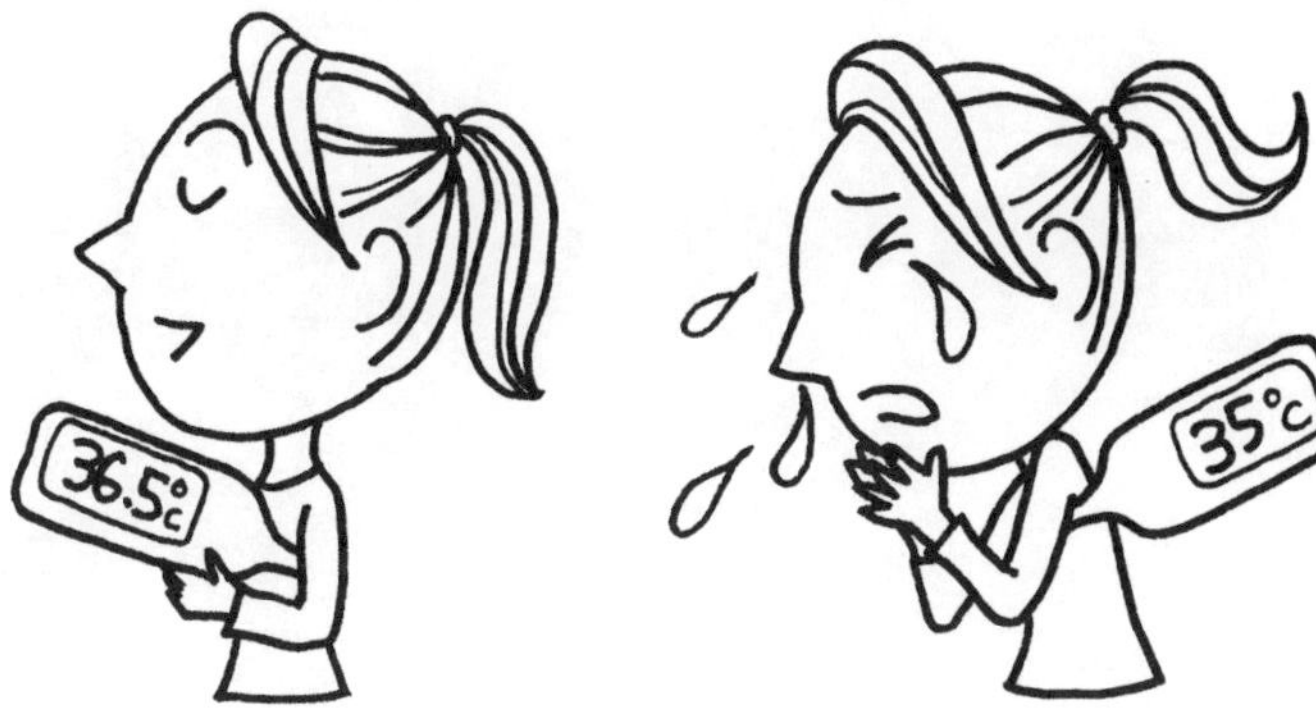
\ 体温を上げるとアレルギー症状も改善する /
36.5℃
35℃

になって増えたのかといえば、人々の体温が低くなったから。それ以外に合理的な説明がつきません。

人体の免疫機構の70％は腸に集まっていますが、不健康な食生活や睡眠不足、運動不足、ストレス過多などが続くと、腸の健康が損なわれ、免疫のメカニズムもダメージを負います。

なかでも深刻なのはお腹が冷えることです。**低体温などで腸の温度が下がると、消化の働きが悪くなるだけでなく、免疫機構も働きが鈍くなります。**蒸しショウガで体温を上げて、いつも腸を活発にしておくことが健康への第一歩です。

その7

ドロドロの血液をサラサラに

代謝が悪いから血液に汚れが溜まる

50代女性のMさんは、風邪を引いていない時期のほうが短いほど、一年中風邪を引いているそうです。ちょっと気温が変わっただけで、たちまち体調が崩れてしまい、熱を出したり、鼻水、咳《せき》に悩まされたり。頭痛や肩こりもひどく、健康でぴんぴんしている人を見ると、うらやましくてたまらないと訴えていました。

ある日、病院で血液検査のために採血をしてもらうと、血が黄色っぽいのです。看護師さんは「脂肪が入ってドロドロね」といっていました。あわてていろいろと調べてみると、ある本に、代謝が悪くなって血液が汚れていると書いてありました。

そこに、「蒸しショウガを食べれば、血液の汚れが取れる」とあったので、さっそく試してみることにしました。

それから蒸しショウガをとりいれた食生活に変えた結果、Mさんの体調がよくなり

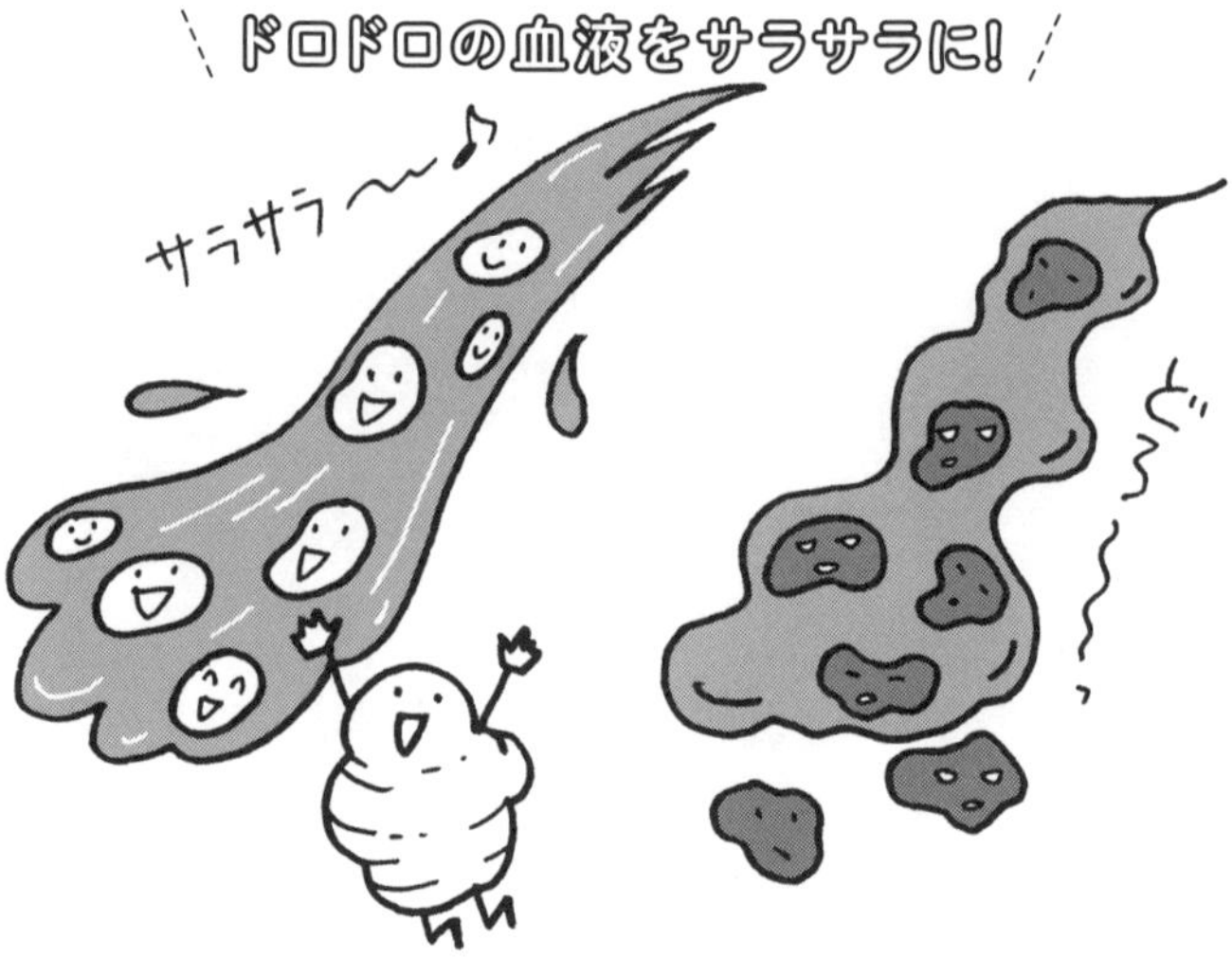

ました。エアコンの冷気があまり気にならないようになり、頭痛や肩こりも、いつのまにか消えています。そして何よりも、風邪を引きにくくなったのです。病院で採血してもらったら、前回とは別人のような、真っ赤でサラサラの血液でした。

西洋医学では、炎症を起こす細菌を悪者と考えて退治しようとしますが、漢方ではさらに手前の原因である老廃物に注目します。細菌は栄養のある（汚れた）ところが好きなので、**体内や血液が汚れていると、細菌が体内に侵入、増殖し、その結果としてさまざまな症状が起きてきます。**

その8 コレステロールの軽減
蒸しショウガはコレステロールを減らしてくれる

Yさんは30代の女性。職場の健康診断で、コレステロールの値が高い、脂質異常症といわれました。血圧が低く、貧血気味の体質だったので、まさかそんなことをいわれるとは思ってもいなかったそうです。

Yさんはいろいろ勉強した結果、脂質異常症にはショウガがいいのではないかと思うようになりました。**ショウガは胆汁の流れをよくし、血中のコレステロール濃度を下げる働きがある**のですが、胆汁はコレステロールから作られるものだからです。さっそくお母さんからすすめられた蒸しショウガを試してみました。

蒸しショウガは強力なので、飲むとすぐに汗が出ます。発汗、利尿をうながして、余分な水をどんどん出してくれるのです。そして、体を温めると同時に、余分な脂肪

糖分や脂肪がどんどん燃焼していく

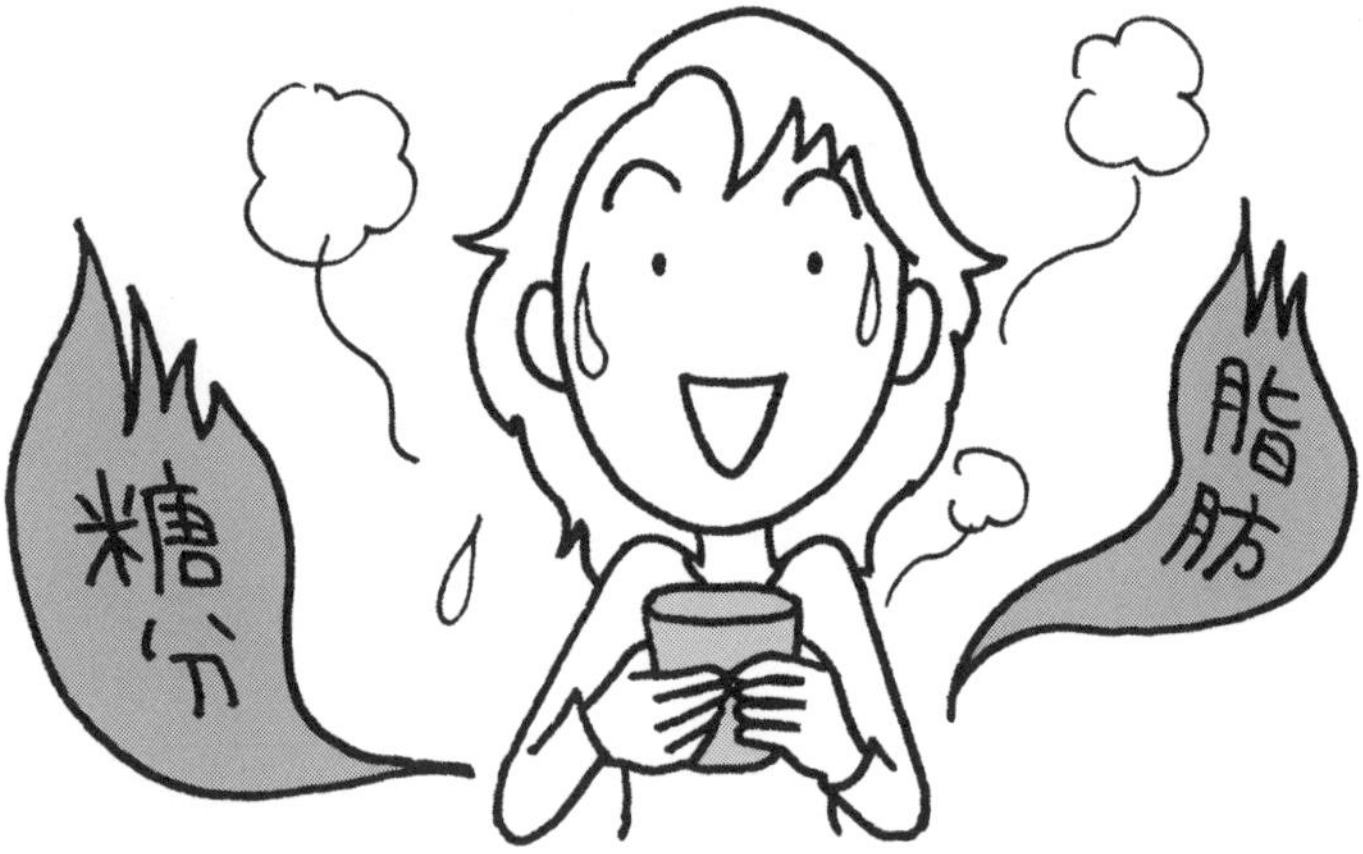

や糖を燃やしてくれます。きっと胆汁の流れもよくなっているのでしょう。

すっかり元気になったYさんは、ウォーキングとスクワットを始めました。このような運動は筋肉のリズミカルな収縮をともなうので、筋肉内の血管が収縮、拡張をくりかえします。「ミルキング・アクション」という乳しぼりのような効果です。これを続けると、心筋の拍動が強くなり、血圧が上昇します。

Yさんはもう朝が苦手ではなくなり、早起きして散歩や体操をする毎日。もちろん、高脂血症もきれいになくなっていました。

その9

蒸しショウガを食べると血栓を溶かす酵素が活発になる

脳梗塞、心筋梗塞の予防

日本人の死因は第1位がガン、第2位が心臓疾患、第3位が脳血管障害です。死に至る心臓疾患のほとんどが心筋梗塞、つまり心臓に栄養を送っている冠状動脈に血栓が詰まって心臓が止まる病気です。また、脳血管障害の約70%は脳の血管に血栓が詰まって起きる脳梗塞です。ということは、死因の2位と3位の大部分が、血栓による血管のトラブルと考えられます。

血栓は血管の内壁に傷がつくことで発生します。生活習慣病などで血管が傷むと、血栓ができやすくなり、できた血栓がどこで詰まるかで、深刻な症状が引き起こされるわけです。残念ながら、傷んだ血管を即座に修復することは、いまの医学ではできません。蒸しショウガを毎日の食生活にとりいれ、食べ過ぎや運動不足を防ぐことで、生活習慣病を予防するくらいしか対策はなさそうです。

蒸しショウガは血栓を退治し恐ろしい病気から守ってくれる

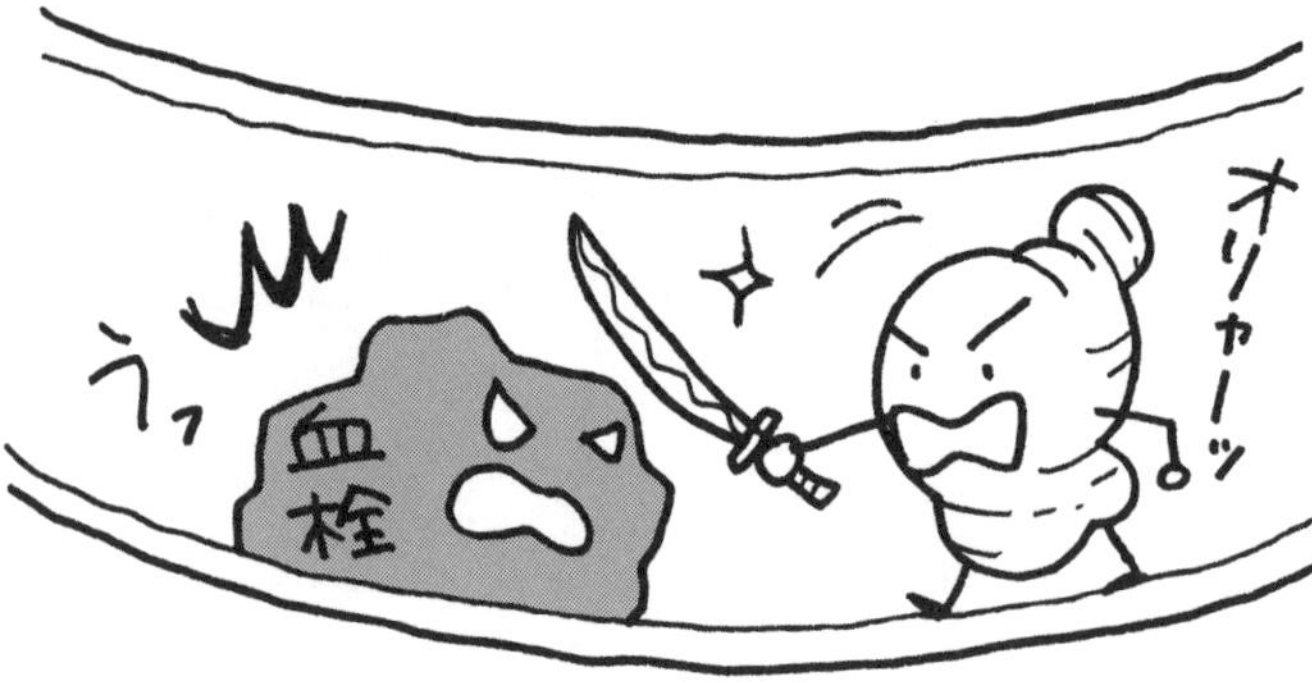

以前よりショウガにはアスピリン（解熱・鎮痛作用と血液サラサラ作用）の約80％の作用があると知られています。

人間の体には、いったんできた血栓を溶かす機能が備わっているのですが、これは血管の壁にある血管内皮細胞から分泌される特別な酵素「ｔＰＡ」によって実行されます。

ｔＰＡは、血栓を溶かして血液をサラサラにしてくれるウロキナーゼやプラスミンという酵素の働きをよくしますが、これらの酵素は、体温が37℃付近で最も活発になるので、低体温の人だとできた血栓が処理しきれなくなる可能性が出てきます。

そこでショウガの10倍以上のパワーを持つ

蒸しショウガの出番というわけです。蒸しショウガを食べて体温を上げ、血栓を溶かす酵素を活発にすれば、恐ろしい心筋梗塞や脳梗塞から命を守ることが期待できます。

その10 腹痛・下痢の対策
慢性的な下し腹が健康に

Kさんは40代の男性です。子どものころからお腹が弱く、いつでも下痢をしていました。とくにトラブルや心配事に直面すると、トイレにこもりっぱなしに。調子がいいなと思っているときでも、突然急激な下痢がやってくることがあるので、安心して外出することもできず、いつもトイレを探してびくびくしているそうです。

Kさんのトラブルの原因は、水分のとり過ぎです。**日中の水分補給は温かい蒸しショウガ紅茶だけにしてもらい、晩酌は梅干しと蒸しショウガを入れた焼酎のお湯割りに替えてもらいました。**奥さんも応援してくれて、家族全員のために蒸しショウガを作るようになりました。

＼ 蒸しショウガでお腹も丈夫に！ ／

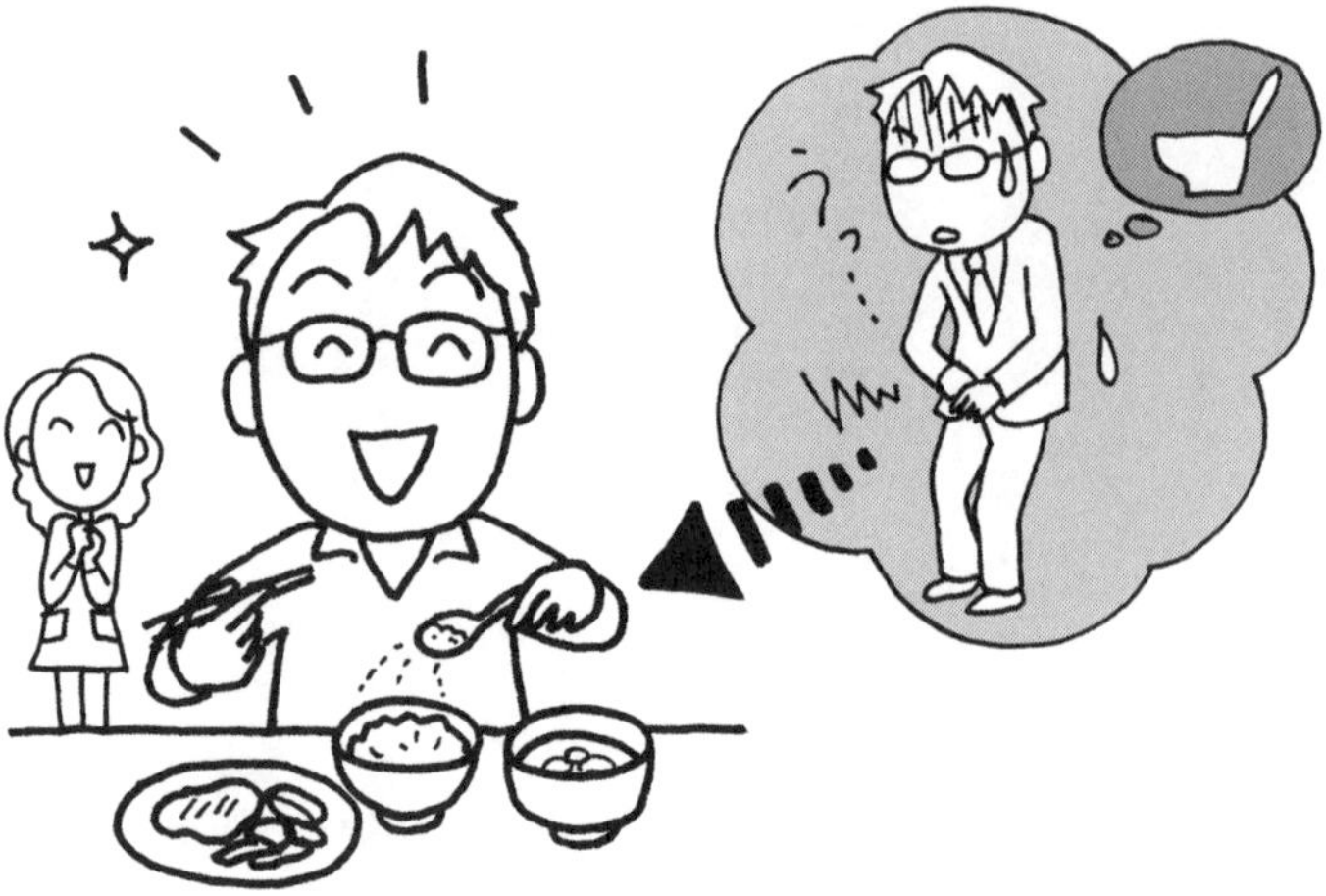

フードプロセッサーで粉砕した蒸しショウガを密閉容器に常備しておき、いつでもご飯や味噌汁、おかずに振りかけて食べています。

おかげでKさんの下痢はだんだんおさまってきました。Kさんも下痢と生活習慣の関係がよくわかってきたので、下痢をしたあとは食事を抜いて蒸しショウガ入りの梅しょう番茶だけにしています。

「これで安心して電車に乗れる」とKさんはほっとしています。

ショウガコラム❶

「2500年前から薬効を認められていた」

ショウガはインドの南西部からインドネシア北東部が原産地で、今から2500年前には、すでに人による栽培が始められていました。当初は食品としてより、生薬としての用途が主であったようです。

インドの伝承医学である「アーユルヴェーダ」では「万病を治す」とその薬効が位置づけられ、中国最古の薬物書『神農本草経』（2〜3世紀）や、最古の漢方医学書『傷寒論』（3世紀初め）には、その薬効がくわしく記されています。

ヨーロッパには古くから古代アラビア人の手で海上ルートによる輸入でショウガがもたらされています。しかし、ヨーロッパの気候はショウガの生育には適さず、もっぱらアジアからの輸入に頼るしかありませんでした。

古代ギリシャでは、哲学者のピタゴラス（紀元前570年ころ〜紀元前496年ころ）がショウガを消化剤や駆風《くふう》剤（腸内のガスを排出する薬）として用いており、古代ローマでは、食中毒などの解毒剤として活用されました。

邪馬台国でも食べられていた!?

ショウガが日本に伝わったのは、かなり古い時代だったと考えられています。ショウガの古名のひとつ「くれのはじかみ」から推察すると、中国の呉の国（222年～280年）から渡来したことが考えられます。

また、邪馬台国で有名な『魏志倭人伝』には、倭の山にあるものとして、「薑《きょう》（ショウガ）・橘《きつ》（タチバナ）・椒《しょう》（サンショウ）・茗荷《じょうか》（ミョウガ）あるも、以《もっ》て滋味と為《な》すを知らず」という記載があります。『魏志倭人伝』には3世紀前半の倭人の風習が記されているので、ショウガは伝来してすぐに日本で栽培されていたことが推測できます。

『魏志倭人伝』に「栽培しているが、利用法がわからない」と書かれたショウガですが、時代が下って平安時代になると、日本人もショウガの利用が活発になりました。日本最古の医学書である『医心方』（984年ころ）には、「平安貴族たちがショウガの薬効を認め、風邪薬として重宝していた」と書かれています。

[歴史に残るショウガの足跡]

14世紀にロンドンでペストが大流行して、市民の3分の1が死亡しました。このとき、ショウガを食べていた上流階級の人たちは比較的無事でしたが、そのことを知った国王ヘンリー8世は、ロンドン市長に命じて一般庶民にもショウガを食べさせようとしました。こうして生まれたのが、いまも残るジンジャーブレッドです。

15世紀にエジプトのカイロで活躍した医師アル・サユティは、「ショウガは体内のむくみを防ぎ、消化を助け、強力な駆風作用を発揮する。また、精力を増進させる」などと、ショウガの効能を具体的に述べています。

ルネッサンス期に活躍したイギリスの植物学者ジョン・ジェラードは、1597年に著書『本草あるいは一般の植物誌』を発表しました。このなかでジェラードは「ショウガには消化を促す作用があるので、肉料理のソースに用いるといい。砂糖漬けにして食べると体が温まる。胃腸の病気をはじめ、あらゆる病気の予防や治療に役立つ」と書いています。

ジンジャーブレッドは ペスト対策で生まれた!?

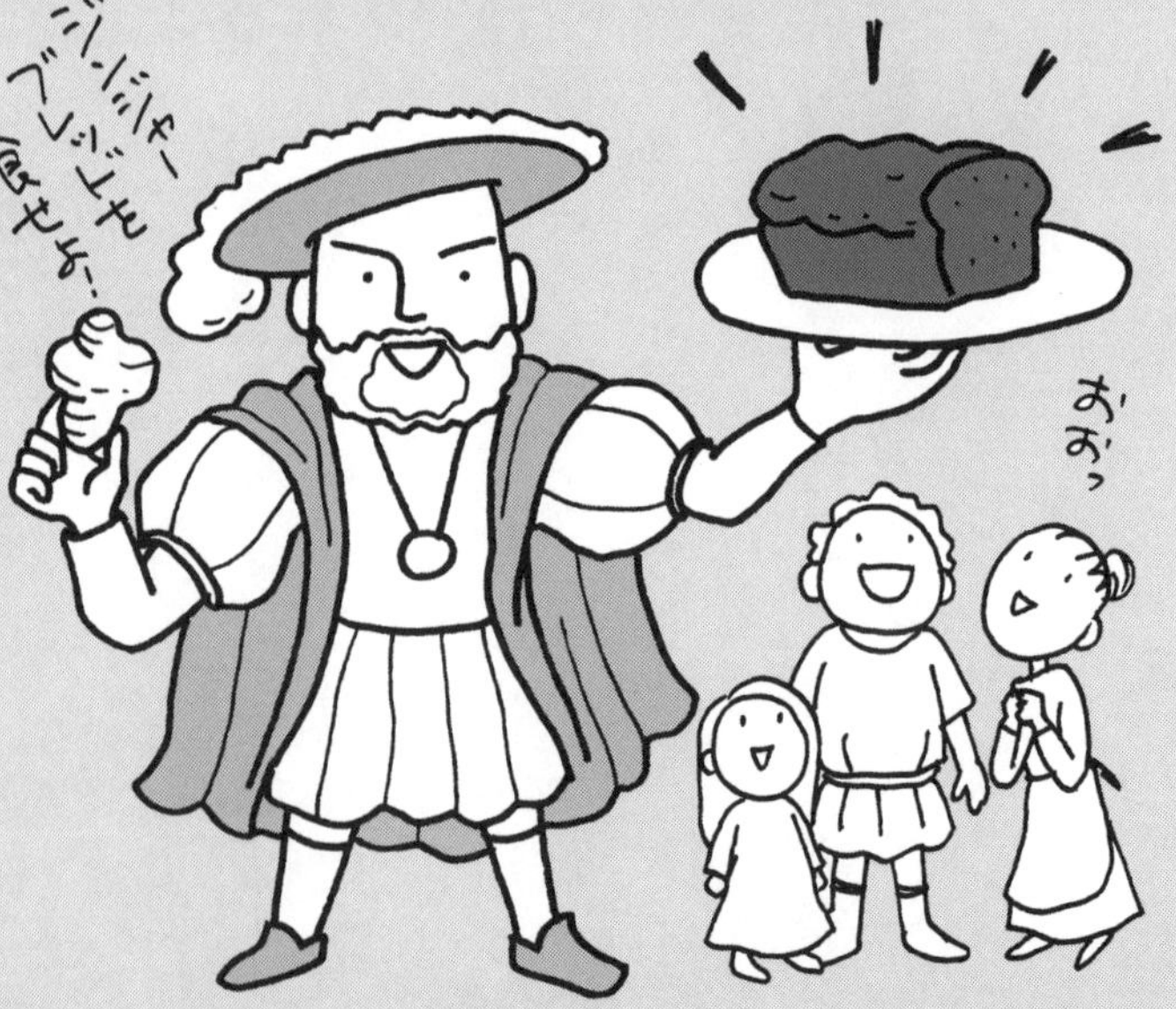

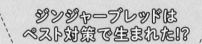

第2章

かんたん、おいしい、続けられる

蒸しショウガ活用法！

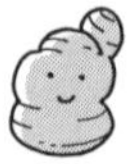

蒸しショウガを持ち歩いて何にでもササッと

おろしショウガは冷蔵庫で2、3日しか有効成分を保つことができませんが、**乾燥させた蒸しショウガは常温で3カ月くらいの長期保存が可能です。**ただし湿気を嫌うので、密閉容器に入れておく必要があります。

たとえば仕事場などで好きなときにショウガ紅茶を飲もうとすると、おろしショウガを小分けして持っていく必要があります。朝の忙しいときにこれを準備するのはなかなか大変かもしれません。

しかし粉末または細かく刻んだ蒸しショウガなら、小さなビンや袋などで**簡単に持ち運びできます**から、出かける前にバッグに入れるだけ。職場の引き出しにある程度の量を保管しておけば、会社で簡単に蒸しショウガ紅茶が作れます。

多くのショウガ紅茶ファンは、保温水筒に作ったショウガ紅茶を入れて持ち歩くそうです。しかしこれでは運べる量に限りがありますし、いくら保温水筒でも午後にな

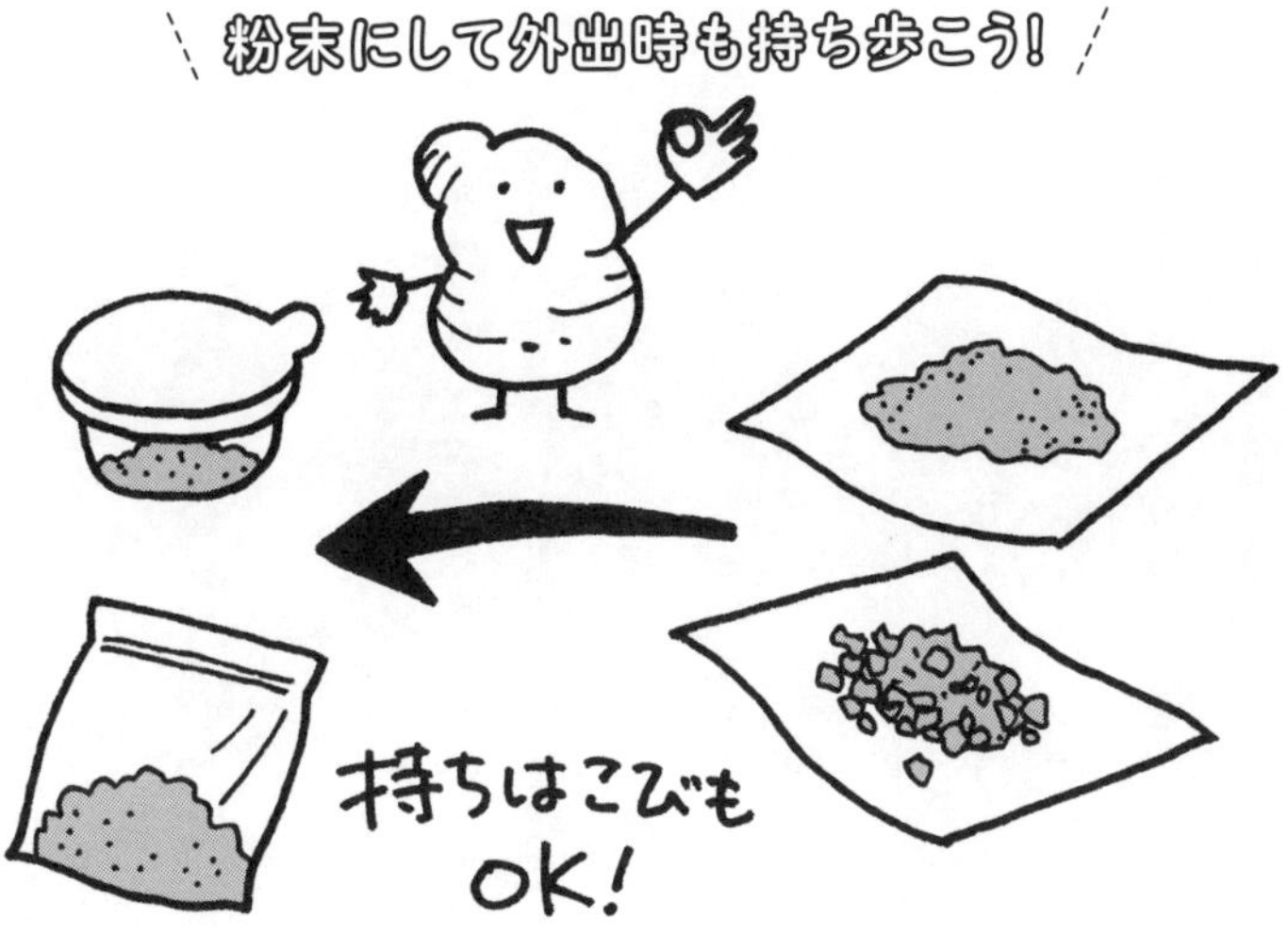
粉末にして外出時も持ち歩こう!
持ちはこびもOK!

ればさめてきます。給湯室のある場所に行くのなら、粉末にできる蒸しショウガが一番有利でしょう。しかも、効能が最も強力なのですから。さらに、外食のときの味噌汁やスープに入れてもいいし、チャーハンやラーメン、パスタにかけてもOKです。自宅でなくても便利に使えるところがいいですね。

作ったばかりの蒸しショウガは、大きめのコーンフレークのような形をしています。スライスしたショウガから水分が抜けて小さくなったのです。このまま保存しておいてもいいのですが、それだと使うときに砕いて粉末にしたり、ハサミで細かく刻んだりする手間が必要です。いつも粉末で使う人はまとめて粉砕しておき、その状態で保存しておいたほうが便利でしょう。

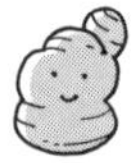

粉末にすると持ち歩きが便利

一度にどれくらい蒸しショウガを食べればいいかとよく聞かれますが、私は「お好きなだけ、どうぞ」と答えています。ショウガはアメリカのＦＤＡ（アメリカ食品医薬品局）が**「いくら食べても大丈夫な、危険でないハーブ」**と発表している食品です。薬と違って副作用がなく、胃を痛めることもありません。ショウガには健胃作用もあって、胃薬である安中散にもショウガが入っています。

ただし、人によっては合う合わないがあるので、胃の不快症状が出るなら、少量にすることをおすすめします。また、熱が39℃くらいある人や、日ごろからショウガを食べると動悸《どうき》が激しくなるような人は、ショウガを食べるのを控えるべきです。漢方はその人その人の体質に合った薬を処方しますが、その考え方に従えば、蒸しショウガ（乾姜）は比較的体力のない人のなかで、とくに冷えのきつい人に処方するべきものとされています。体力のない人は筋肉も少なく、体で発生させる熱が少ないため、蒸しショウガの強力な発熱パワーが必要と考えているからです。ですから、逆に日ごろから体が熱い人が蒸しショウガを食べてしまうと、熱くなりすぎて具合が悪くなってしまうかもしれません。

作り置きした蒸しショウガをどのようにして使うかですが、粉末にしておくと使うときに便利です。たとえば**ふりかけや粉チーズの容器に入れて、振りかけて使ってもいいかもしれません。**スパイス用の容器でもいいでしょう。小さなジャムなどの瓶に入れておいて、小さじで使う分だけ取り出すことにしても使いやすいと思います。ただし粉末は湿気を吸いやすいので、少量ずつ粉末にしておくといいでしょう。

先に蒸しショウガにはジンゲロールから変化したショウガオールがたくさん含まれているといいましたが、蒸しショウガを水に溶かして冷やすと、ショウガオールがジンゲロールに戻ってしまうといわれています。蒸しショウガを液体に混ぜて使うときは、使い切ってしまいましょう。

蒸しショウガをそのままの形で保管する場合は、形が特徴的なので、ほかのものと間違える可能性は低いと思いますが、**パウダー状や細かく刻んだ状態にして保管するときは、容器に「蒸しショウガ」とラベルをつけておきましょう。**蒸しショウガはおろしショウガなどに比べると匂いが薄いので、「あれ？　なんだっけ、これ」ということになりかねません。

蒸しショウガはたった500円で作れる漢方薬

スーパーでの生ショウガの価格は、だいたい１００グラムで１００円前後。国産の高級品でも２００～３００円くらいで買えます。日本の産地では高知県が有名で、全国の34％を占め、２位の千葉県、熊本県の13％に大きく水をあけています。この３県で全体の60％を占め、茨城県などほかの産地を圧倒しています。

最近は中国産のショウガがよく見られるようになりましたが、国産と中国産の比率は３対１くらい。ですからほかの生鮮食品に比べて、ショウガは国内産が健闘してい

蒸しショウガには「ひねショウガ」を使う

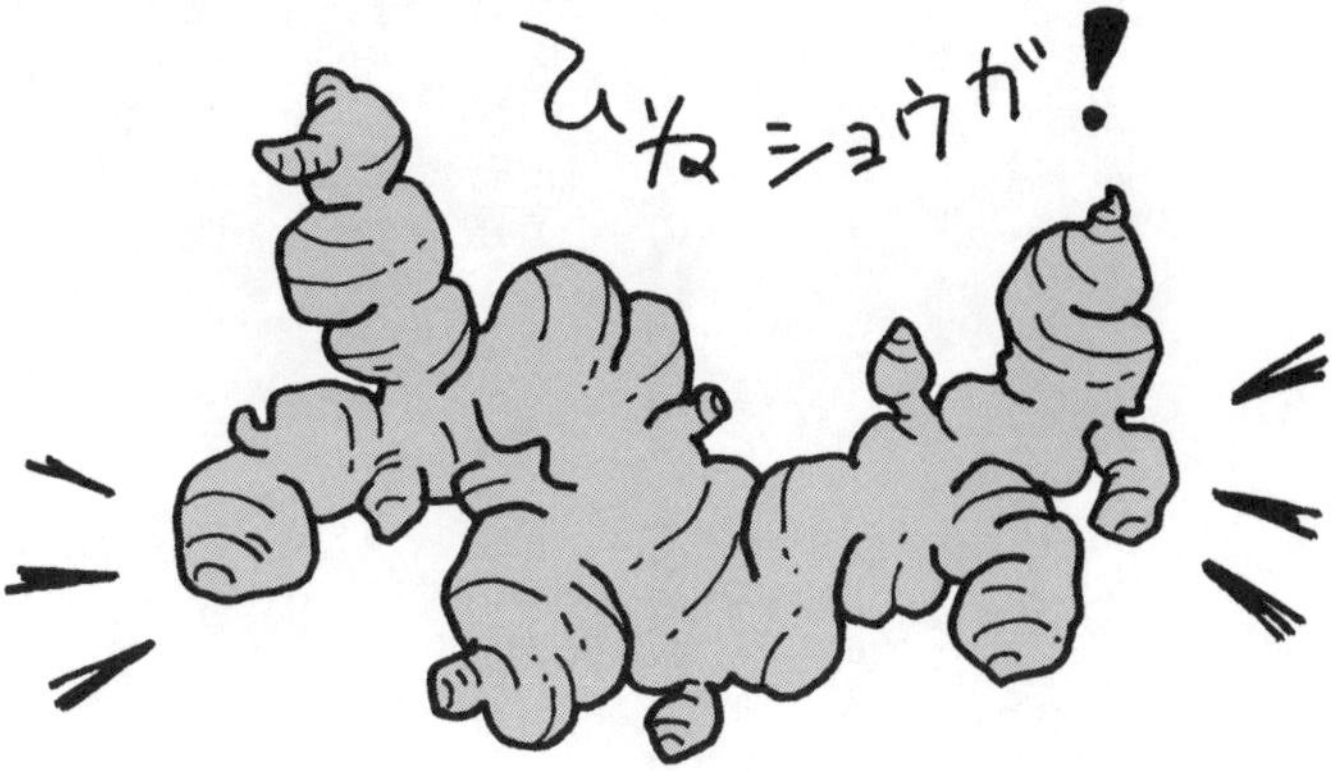

るといえます。日本が輸入している生ショウガは、年間1万9000トンで、90％が中国産です。それに対して国産品の収穫量は年間5万4000トンです。

ショウガの収穫期は秋。春に植え付けたものが半年かけて大きくなります。収穫したばかりのショウガは「新ショウガ」と呼ばれ、みずみずしさが特徴ですが、薬効があるのは貯蔵された「ひねショウガ」のほうです。新ショウガは白くて赤い部分があり、ひねショウガは全体に茶色いので慣れればすぐ見分けられます。**蒸しショウガの材料として使うのはひねショウガです**ので、間違えないようにしてください。

100グラムのショウガから作れる蒸しショウガの量は、およそ10分の1の10グラムくらいです。ですから50グラムの蒸しショウガを作りたければ、100グラムのショウガを5個用意する必要があります。それでかかる費用は、スーパーの普及品なら500~800円くらいでしょう。仮に1日にとる蒸しショウガの量を5グラムとすれば、10日分でその値段。薬やサプリに比べてお得といえるのではないでしょうか。しかも副作用の心配がなく、添加物もまったく含まれていないのです。

ショウガの特徴は、生の原材料が安く手に入ることです。ショウガの加工品にはおなじみのチューブ入りおろしショウガ、瓶入りおろしショウガ、粉末などがありますが、どれも生のショウガより割高。そこがワサビなどと違うところです。したがってショウガ加工品のメリットは、手間を省けるところにしかありません。しかも生のショウガより薬効成分が少なく、開封したらすぐ使い切らないと風味が損なわれる（おろしショウガの場合）など、意外と使いこなすのは大変です。

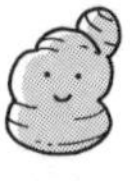

一年中、全国どこでも手に入る食材

ショウガは日本国内であれば全国どこでもかんたんに手に入ります。産地にお住まいであれば、農産物の直販で鮮度の高いものが安価に購入できるでしょう。とくに「ひねショウガ」は貯蔵したものが流通しますので、**一年中季節を問わずに安定した価格で売られています**。これはとてもありがたいことです。

ショウガをまとめて買った場合、気になるのが保存方法です。数日なら塊のまま濡らした新聞紙にくるんで冷暗所に置いておけば大丈夫。いけないのは、裸のまま冷蔵庫に入れることです。水分が中途半端に抜けてしまいます。

冷凍保存や水につけて保存する方法も知られていますが、一番確実なのは蒸しショウガにして保存すること。これなら体積も重量も減りますから、大量に長期保存ができます。

＼ひねショウガの保存には濡れた新聞紙を活用／

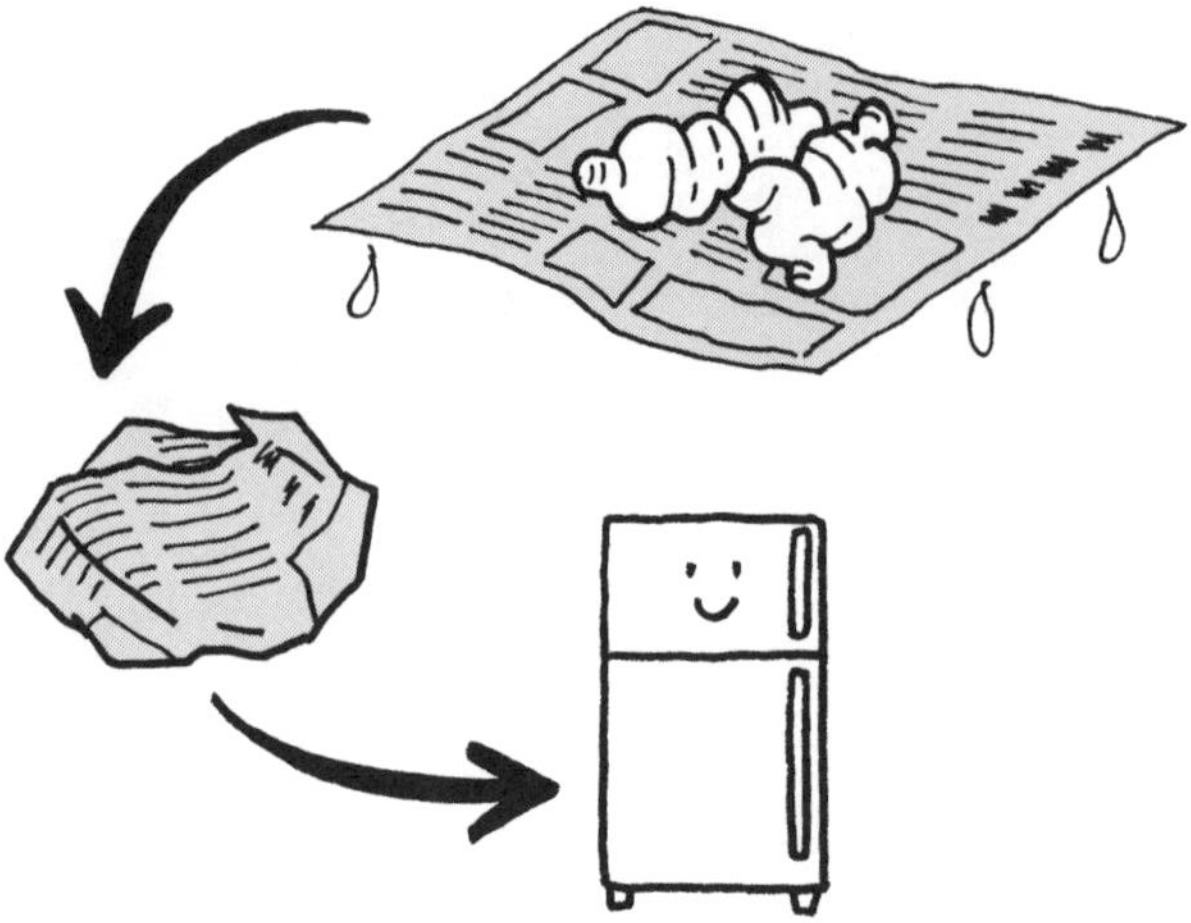

どうしても生のショウガが手に入らない場合は、粉末のショウガで代用することができます。

たとえば長期の海外旅行に出かけるのに、忙しくて蒸しショウガが用意できなかったような場合は、粉末ショウガを持っていけば代わりになります。ただし、税関でドラッグと間違えられないように、英語で「Ginger」と書いたラベルを貼っておきましょう。そして口頭でも「ジンジャー」あるいは「ジンジャー・パウダー」といえるようにしておくことです。

漢方薬局で売られていることもあるが

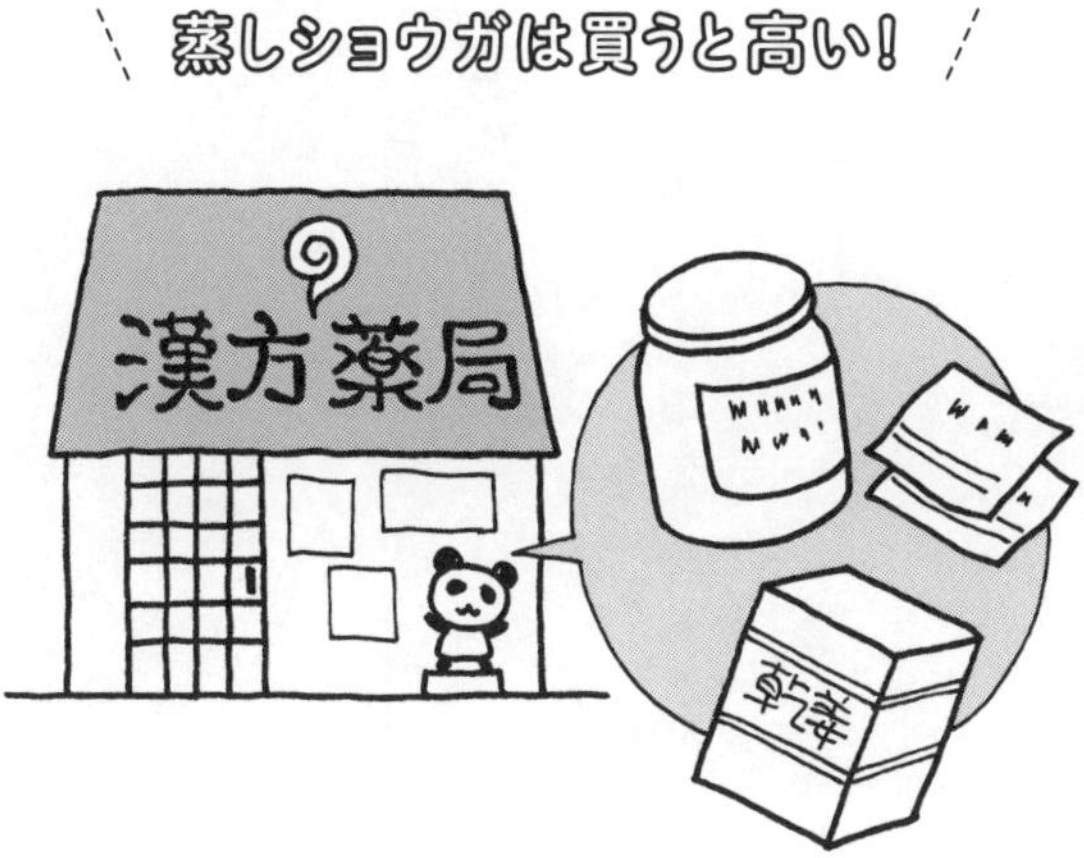

蒸しショウガは漢方薬の材料として古くから知られている乾姜そのものです。したがって、めったに見かけることはありませんが、たまに漢方薬の材料を扱っているお店で手に入ることがあります。もし近くにそういうお店があれば試しに、「乾姜はありますか？」と聞いてみてもいいかもしれません。

ただし、手間がかかっている商品であることと、乾姜そのものを個人が求めるケースがあまり多くないことから、思ったより高い値段がついています。私が知人に聞いた話では、500グラムで数千円したそうです。

「栽培方法で名前が変わる？」

ショウガの種類は、栽培・収穫方法で分けた場合と、大きさ別で分けた場合で分類できます。

栽培・収穫方法による分類では、根ショウガ、葉ショウガ、矢ショウガの3種類があります。

・根ショウガ…地下にできる塊根《かいこん》を食べるもの。本書に登場する「ひねショウガ」は、この根ショウガを収穫してから貯蔵したものです。

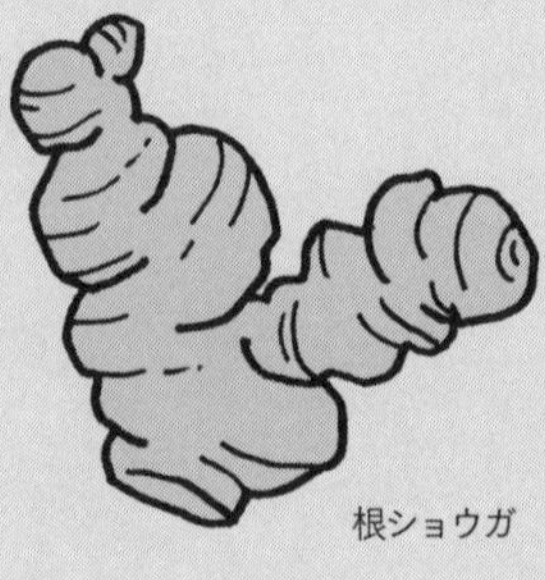
根ショウガ

・葉ショウガ…根茎が小指くらいの大きさになったところで、葉をつけたまま収穫したもの。東京都の地名がついた「谷中ショウガ」はその代表的なものです。

・矢ショウガ…別名「筆ショウガ」「芽ショウガ」「一本ショウガ」「軟化ショウガ」と呼ばれるもの。焼き魚に添えられる「はじかみ」はこの矢ショウガです。太陽光をほとんど当てない「軟化栽培」によって作られ、15センチくらいに成長したものを収穫します。

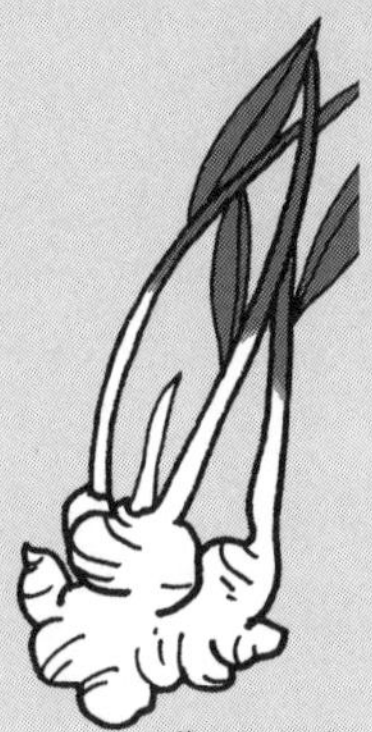
葉ショウガ

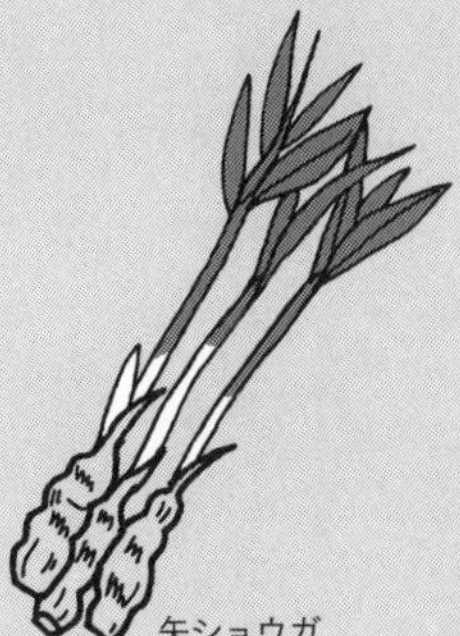
矢ショウガ

【大きさによっても味はさまざま】

・大ショウガ…晩生種のショウガで、塊根が大きく育ち、1個の重さが1キロを超えるものもあります。現在流通している根ショウガのほとんどはこの種類で、塊根を100グラム程度に小分けして販売されています。品種としては「おたふく」「印度」などが有名です。

・中ショウガ…ショウガの中生種で、塊根1個の重さは500グラム程度。品種としては「三州ショウガ」「黄ショウガ」などが知られています。大ショウガに比べて辛みが強く、漬け物や加工品として使用されることが多いようです。

・小ショウガ…ショウガの早生で、塊根は400グラム程度。辛みが強く、収穫量が多くて安定しているのが特徴です。早掘したものを葉ショウガや矢ショウガとして流通させることが多いようです。「谷中ショウガ」はこの品種に属します。

第3章

かんたんにできる！

蒸しショウガの作り方

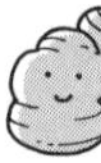

オーブンでかんたんにできる！

この章では、本書のテーマである蒸しショウガの作り方をくわしく紹介していくことにします。

一般に蒸しショウガはショウガを蒸して乾燥させて作ります。でもその方法だと、ちょっと時間がかかってしまいます。「もっと手軽に作れる方法はないの？」という声があまりにもたくさん寄せられたので、私はイシハラクリニックのサナトリウムで料理長をしている鈴木さんにお願いして、スピーディーに手軽に、だれでもかんたんに作れる蒸しショウガの製法を開発してもらうことにしました。

いろいろ試した中で、鈴木料理長が「これなら安心しておすすめできる」といってこられたのが、「**80℃オーブン加熱法**」でした。オーブンをお持ちの方、電子レンジにオーブン機能のついている方は、ぜひ試してみてください。

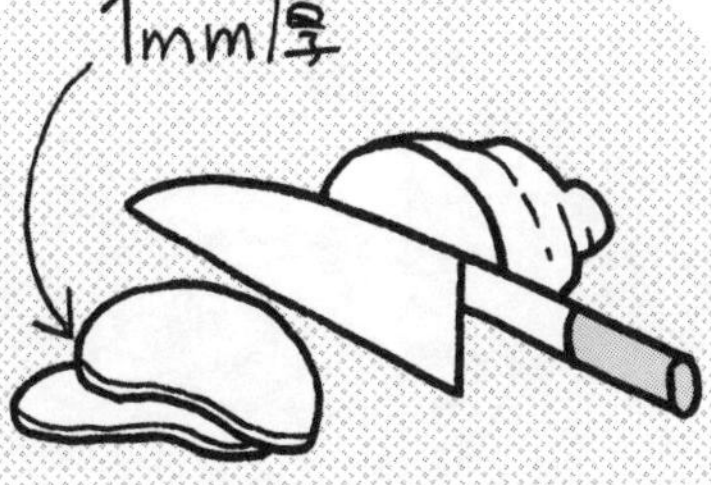

洗ったひねショウガを
1ミリ厚にスライス。

作り方

①まず、ひねショウガを**1ミリくらいの厚さにスライス**します。はじめのうちは、スーパーで売っている1パック（100グラムくらい）でやってみましょう。

ざっと洗って皮の汚れている部分だけを取ります。皮のすぐ下に薬効成分がたくさんあるので、皮はなるべく取りません。

スライスするときは、できるだけショウガの縞模様に平行に包丁を入れます。スライスする厚さですが、厚いと乾燥に時間がかかります。

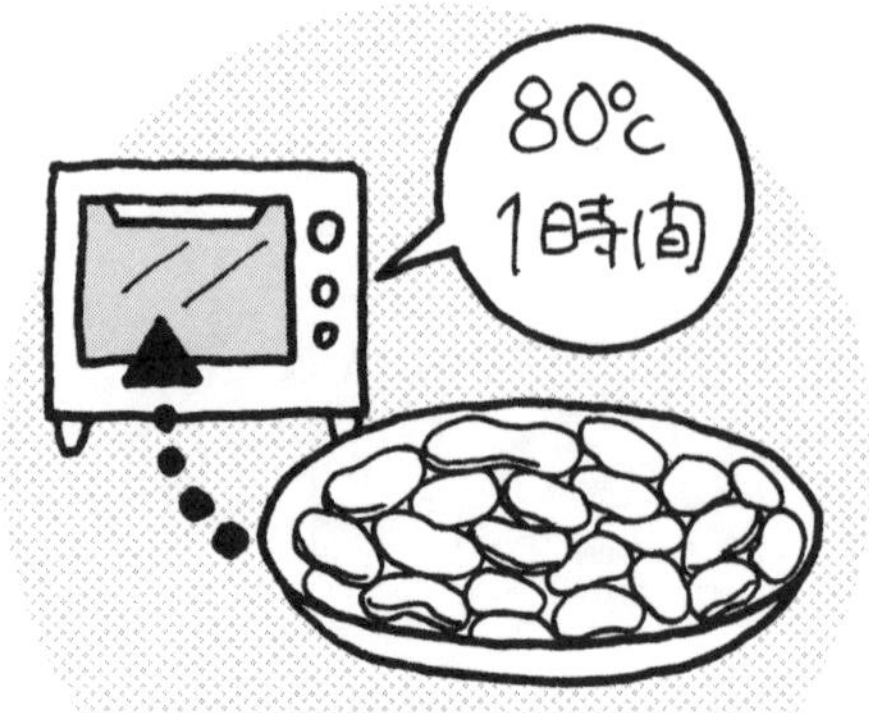

耐熱皿に入れ、オーブンで
80℃、1時間加熱。

②オーブンを80℃にセットし、タイマーを1時間に設定してショウガを加熱します。

ショウガの量や厚さ、オーブンの性能によって完成時間は変わります。45分くらいたったら、ショウガの状態をこまめにチェックしてください。ひからびた感じになったら完成ですので、オーブンから出します。

1時間経っても完成しなかったら、10分刻みで延長します。また、お持ちのオーブンが80℃にセットできない場合は、一番近い温度でやってみてください。100℃前後ならOKですが、あまり温度が高いと、効能が少なくなってしまいます。

③ショウガが**充分に乾燥したら、完成**です。オーブンから外に出し、さめてから保存容器に入れましょ

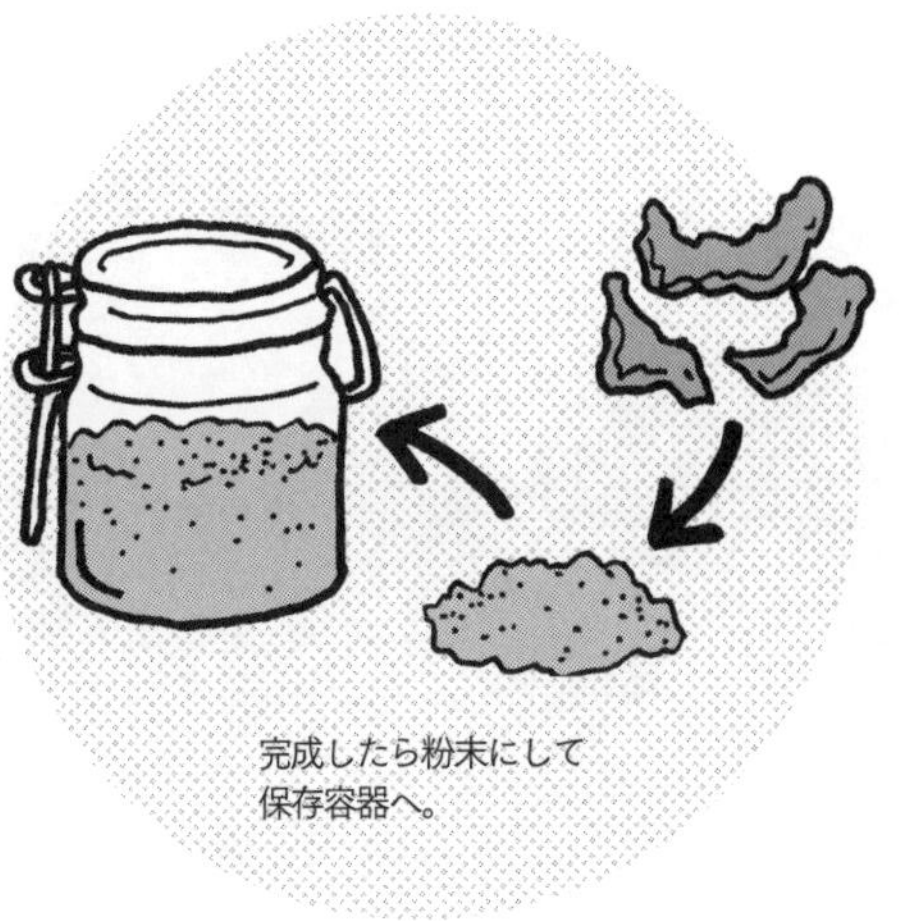

う。時間を延長してもなかなか乾燥しない場合は、天日干しか室内干しで完成させます。

このプロセスのすごいところは、蒸し工程と乾燥工程をひとつにまとめ、1時間という短い時間で完成させてしまうところです。鈴木料理長は、次のようにコメントしています。

「蒸しショウガは加熱と乾燥をまったく別のプロセスにしていましたが、ショウガオールがたくさんできて、保存に楽なように乾燥できれば、蒸さなくても、天日干ししなくてもいいはずです。

そこで、ショウガオールが生成される比較的低温に温度管理ができる道具で加熱から乾燥までを1工程にしてしまえば便利かと思いました。普通の家庭にある調理器具で、80℃くらいの加熱ができるのは、オーブンしかありません。観察しながらテストしたところ、だいたい1時間くらいで漢方薬の乾姜と同じものが作れました」

わずか1時間で蒸しショウガができるのなら、わざわざたくさん作って保存する必要もないかもしれません。ただし、電子レンジでの乾燥は絶対にしないでください。乾燥したショウガが燃える可能性が高いので、非常に危険です。

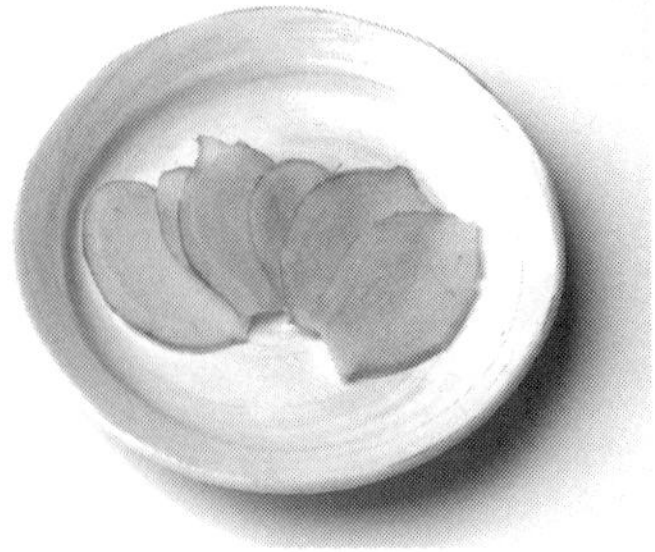

ひねショウガを１ミリくらいの厚さにスライスしてください。厚く切ると乾燥に時間がかかってしまいます。

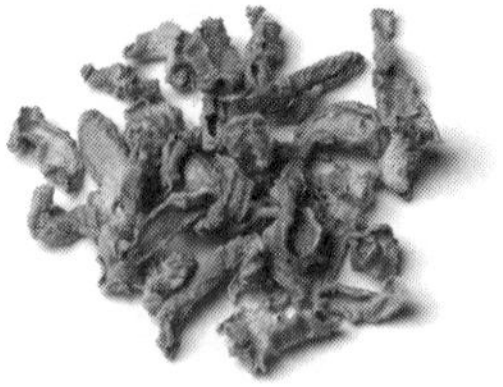

ショウガがひからびた感じになったら完成です。

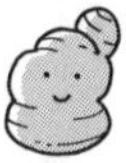

蒸し器を使った蒸しショウガの作り方

ショウガを蒸してから乾燥させるのは、ショウガに含まれている薬効成分のジンゲロールを加熱・乾燥工程でショウガオールに変えるためです。ジンゲロールは100℃以下で加熱すると、一部がショウガオールになります。**5分加熱しただけで、もともと含まれていたショウガオールが1・5倍になる**という実験結果があります。

ジンゲロールとショウガオールの化学構造式は非常によく似ていて、ジンゲロールから水分子がひとつ取れたものがショウガオールです。そのためジンゲロールからショウガオールを生成する反応は「脱水反応」と呼ばれます。

加熱してショウガオールを増やしたショウガは、乾燥工程でさらにショウガオールを増やしていきます。乾燥はすなわち水を取り去ることですから、脱水反応が促進されるわけです。この化学反応を家庭でもできるようにしたのが、蒸しショウガです。

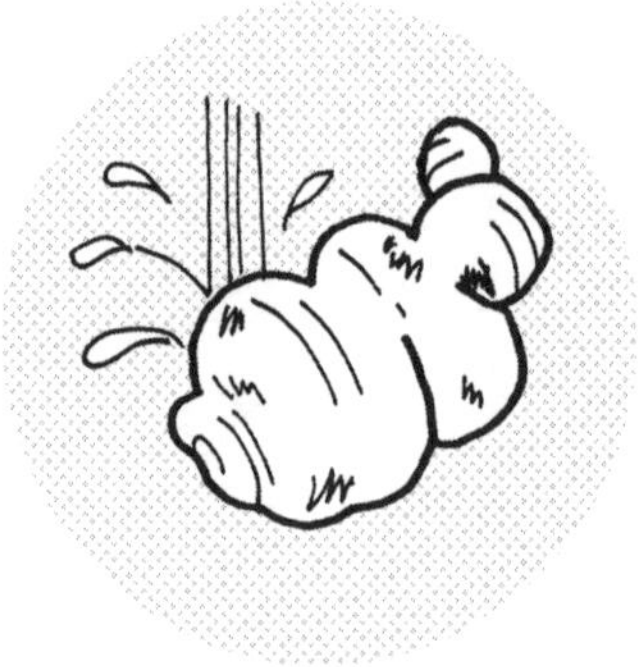

ひねショウガをよく洗う。

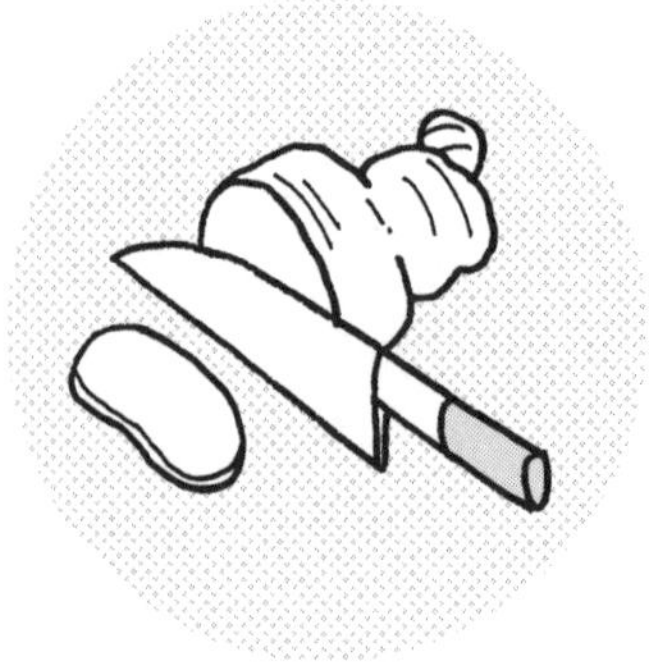

縞模様に沿って１ミリ厚にスライス。

作り方

①ひねショウガを洗い、皮の汚れた部分だけをそぎ落とします。

　皮のすぐ下に薬効成分がたくさんあるので、皮はなるべく取りません。黒くなっているところだけを包丁やピーラーで取り除くくらいでいいでしょう。

②次に、ショウガをスライスします。厚さは1ミリくらいで、できるだけ**ショウガの縞模様に平行に包丁を入れます。**ショウガの繊維は固いので、包丁を滑らせないように充分気をつけてください。

③スライスしたショウガを蒸します。蒸し鍋や蒸籠

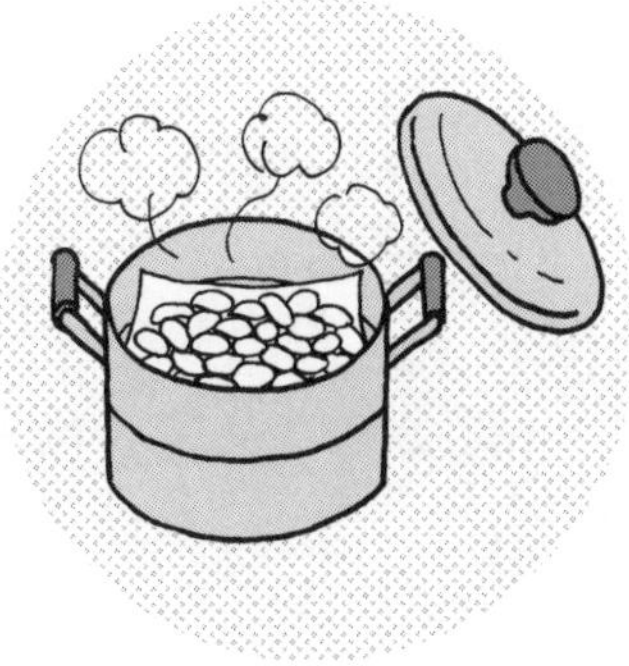

蒸し器で30分くらい蒸す。

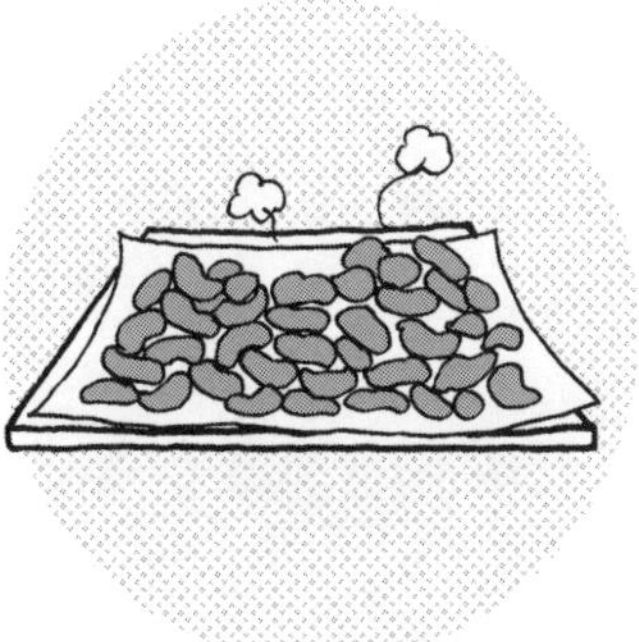

広げて天日干しまたは室内乾燥させる。

にクッキングシートを敷き、ショウガが重ならないように並べます。鍋に水を入れ、火にかけて蒸気が勢いよく上がってから**30分くらい蒸します。できあがりの目安は、ショウガの香りが甘くなったことでわかります。**

ジンゲロールは加熱するとショウガオールのほかにジンゲロンという香り成分も生成するのですが、甘い香りはこのジンゲロンの匂いです。

④蒸し上がったショウガを、乾燥します。天日で干す場合は、清潔な台の上にクッキングペーパーなどを敷き、ショウガを重ならないように並べて干します。

ただし、天気が変わって雨が降ったりしたら、すぐに取り込まなくてはなりません。その点便利なのは、キャンプ用品店などで売っている食器乾燥用の干し網です。3段くらいになっていて、全体が網で覆われているため、天日干ししている最中に雨が降り出したり、夜になったりしたら、そのまま室内に持ち込んでどこかにぶら下げておくだけで、室内干しができます。

天日干しなら1日、室内干しなら1週間くらいで蒸しショウガが完成します。乾燥が充分でないとカビが生えやすくなるので、全体がカリッとした状態になるまでしっかり乾燥させましょう。

ちなみに、ここで紹介したキャンプ用の干し網は、もともとは釣った魚を開いて干物にするための道具でした。魚を干すとハエがたかったり、鳥に狙われたりするので、こうした道具が作られたのでしょう。

ですから、近くにキャンプ用品店がない場合は、釣り道具店をのぞいてみるといいかもしれません。もちろん、アウトドア用品を扱っているネットショップでも売られています。価格は1000円くらいです。

蒸し器で蒸す場合、一度に蒸すことができるのは生ショウガ100グラムくらいでしょう。それ以上の量を一度に作るなら、何段も重ねられる蒸籠が便利です。中華料理の飲茶が好きなら、持っていてもいいかもしれません。

繰り返しになりますが、電子レンジは絶対に使わないでください。かつて、乾燥工程を楽にしようとして電子レンジを使った人がいましたが、**電子レンジでの加熱は、乾燥したショウガが燃え出す可能性が高いのでとても危険です。**

電子レンジの利用は、シリコンスチーマーなどの器具を使った蒸し工程にとどめておきましょう。シリコンスチーマーでの蒸し工程は、このあと説明します。

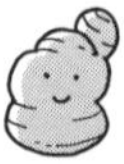

蒸す工程を省いて干すだけでも効く乾燥ショウガ

漢方薬の材料では、蒸しショウガを乾姜、ただ乾燥させただけのショウガを生姜と呼んで明確に区別しています。しかし、よく考えてみれば乾燥工程でもショウガオールは増えるので、蒸しショウガほどではないにせよ、乾燥ショウガも体を温めるパワーは生のショウガより強いです。

たとえば金時《きんとき》生姜《しょうが》という一般のショウガよりも小さいために生鮮食品としてはあまり流通していないものがあります。これは**一般のショウガに比べて薬効成分が約4倍も含まれている**ので、本当は手に入るなら使いたい品種です。その金時生姜の粉末が、インターネット通販などでたくさん流通しているのです。

残念ながら金時生姜の蒸しショウガは見つかりませんでしたが、もともと薬効成分が4倍入っているものを乾燥させたのなら、かなりパワーがあるはずです。そんな金時生姜の乾燥粉末が、100グラム入りで2000円前後で手に入ります。

乾燥ショウガの作り方

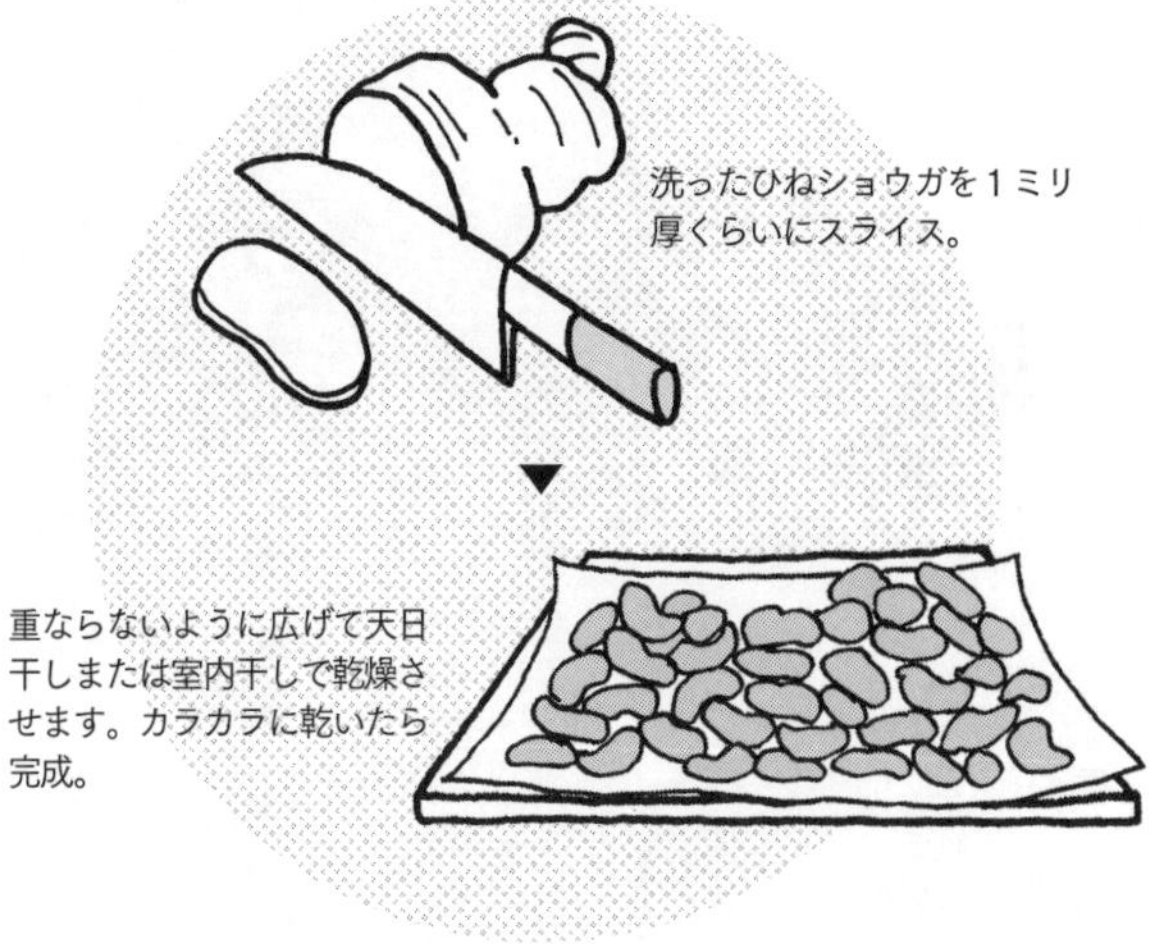
洗ったひねショウガを1ミリ厚くらいにスライス。
重ならないように広げて天日干しまたは室内干しで乾燥させます。カラカラに乾いたら完成。

もちろん、乾燥ショウガは自宅でも簡単に作れます。蒸しショウガの製造プロセスから、「蒸す」という工程を省いてしまえばいいのです。

生ショウガをスライスし、そのまま天日干しか室内乾燥でカラカラになるまで放置。先に紹介したアウトドア用の干し網があれば、ほとんど手間はいりません。できあがった乾燥ショウガは、蒸しショウガと同様に粉砕したり、細かく切ったりして料理や飲み物に入れて使います。

ただ、わざわざ自宅で作るのであれば、**乾燥ショウガよりは蒸しショウガのほうがいい**

でしょう。あとひと手間かけるだけで、さらに薬効が増すことがわかっているのですから。たとえば市販品を購入するときは乾燥ショウガ、自分で作るときは蒸しショウガというように、使い分けてみてはいかがでしょうか。

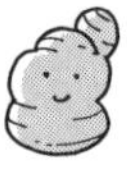

シリコンスチーマーを使えば超かんたん

最近は電子レンジ用の調理器具にいろいろ新しいものができています。たとえば電子レンジ専用炊飯器や電子レンジでインスタントラーメンを作る専用丼。電子レンジ用のフライパンや、電子レンジで魚を焼くためのお皿。1人前のスパゲティを茹でる容器や、カツ丼、親子丼を作る容器もあります。

なかでも便利だなと思ったのは、シリコンスチーマーと呼ばれる電子レンジ用の調理器具です。材料をなかに入れ、必要に応じて味付けをしたり、水を足したりしてから電子レンジにかけると、全体に均一に熱がまわって、蒸し料理が簡単にできます。料理が面倒だと感じている1人住まいの人にはうってつけの道具だと思います。陶器のお皿にラップをかけて使うよりもよく熱がまわるし、火傷の心配も少なくなります。なにより外観がおしゃれなのがいいですね。軽くて柔らかいので、お手入れもとてもかんたんです。

私は蒸しショウガがあちこちで話題になりはじめたころ、「シリコンスチーマーで加熱すれば楽なんじゃないか」とピンときました。実際に試してみると、もう蒸し器は使いたくないと思ってしまうほどかんたん。

まだ珍しかったころは高価な輸入品しかありませんでしたが、いまではお値段も手ごろになり、とても買いやすくなりました。

シリコンスチーマーを使った蒸しショウガの作り方ですが、**スライスしたショウガをスチーマーに並べ、水を入れて、電子レンジで加熱するだけ**。加熱時間はショウガの量やスチーマーの形状で変わりますので、小刻みに加熱して様子を見てください。**甘い匂いがしてきたらできあがりです**。だいたい5分くらいで、蒸し器で30分蒸したのと同じような状態になります。その後、天日干しか室内干しで乾燥させます。

シリコンスチーマーを使った蒸しショウガの作り方

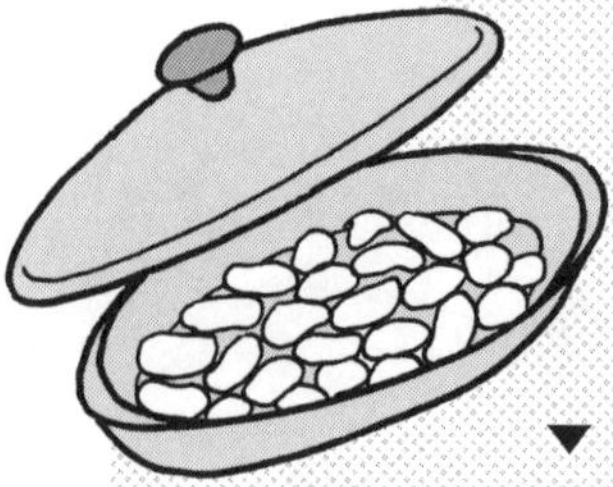

1ミリ厚にスライスしたひねショウガをシリコンスチーマーに並べて水を入れてから、フタをする。

▼

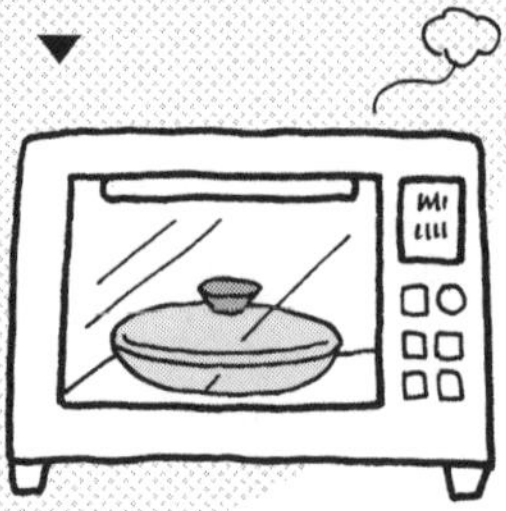

電子レンジでだいたい5分加熱して甘い香りがしてきたら完成。その後、天日干しか室内干しで乾燥させます。

シリコンスチーマーには匂いがつきやすいので、もし食器棚に余裕があれば、蒸しショウガ専用のスチーマーを用意しておくといいでしょう。ショウガの匂いが気にならない人は、野菜蒸しなどで2、3回使えば匂いは消えます。

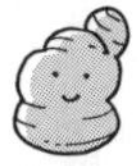

粉末にしておけば料理にすぐ使える

作った蒸しショウガは、密閉容器に入れておけば3カ月くらい保存できます。でも、飲み物やお料理に使うには、そのままの形では不便。見た目も水に戻す前のキクラゲみたいで、知らない人はちょっと不気味に思うかもしれません。

そこでおすすめなのは、**粉砕したり、細かく刻んだりしてから保存する**こと。その状態で小さめの密閉容器に入れておけば、すぐに使えてとても便利です。アイスクリームなどについてくる小さな透明プラスチックのスプーンを一緒に入れておけば、さらに便利に使えるでしょう。

たとえばショウガ紅茶を飲むときは、熱い紅茶に黒砂糖と粉末蒸しショウガを入れてかきまぜるだけでできあがり。おろしショウガよりもずっとかんたんです。しかも使う量は小さじ半分くらいか、3分の1くらいで充分。とってもお手軽に健康ドリン

フードプロセッサーやすり鉢で粉砕し、粉末にして保存

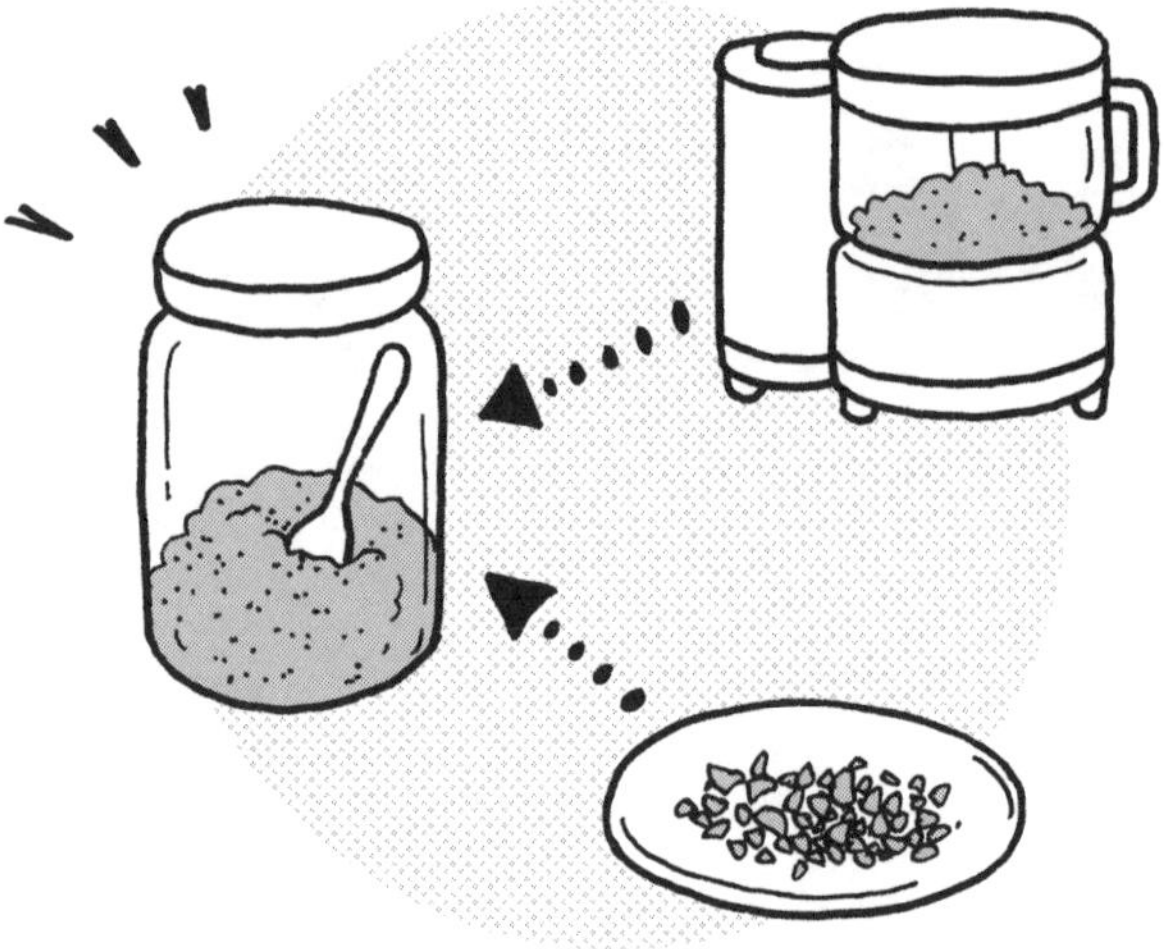

クが作れます。

蒸しショウガを粉末にするには、フードプロセッサーや小型ミキサーが便利です。コーヒーミルも使えると思いますが、ショウガの匂いがついてしまうので、おすすめできません。

そういった機械がない場合は、すり鉢で根気よくすって粉にします。丈夫なポリ袋（冷凍保存用の袋など）に蒸しショウガを入れてから口を閉じ、コンクリートなどの上に置いてハンマーで叩くという方法もあります。

「そこまでしなくても」と思う人は、**キッチ**

ン用のハサミで細かく刻んでしまいましょう。少々根気は必要ですが、すり鉢で粉砕するよりは早く処理ができます。固いので、**包丁で刻むのは危険です。**

ちなみに、本家本元の漢方薬の世界では、「薬研《やげん》」という道具を使って粉砕していきます。これは石や鉄、木や陶器でできた舟形の道具で、上部中央が舟形にくぼんでいます。ここに薬種を入れて、円盤状の車輪を前後に往復させてすりつぶすのです。この車輪のことを、薬研車といいます。

薬研は草や植物の根、木の皮、乾燥させた動物の体など、固いものを粉にするのが得意です。みなさんも、時代劇などで使っているところを見たことがあるのではないでしょうか。中心軸に握り手のついた薬研車をギシギシとゆっくり往復させて材料を粉末にしていく作業は、「いかにも漢方薬」という雰囲気があります。

この薬研ですが、漢方薬だけでなく、唐辛子の調整や、花火の火薬を混ぜるのにも使われたそうです。

青森県に「薬研温泉」、東京や広島にある「薬研堀」という地名は、薬研の形に似ているところからつけられたそうです。薬研温泉は湯口の形が薬研に似ていて、薬研堀は断面が薬研と同じくV字型であることからその名前になったといわれています。

そのままで保存する場合よりも、粉末または細かく刻んだ蒸しショウガは湿気を呼びますから、保管にはよく注意し、なるべく早く使い切ってしまいましょう。**水分が入るとカビが生えるなどの心配があります**。

湿度が高いときには、密閉容器に乾燥剤を入れておくと安心でしょう。そういった用途に便利な、小袋に入ったシリカゲルが薬局で手に入ります。

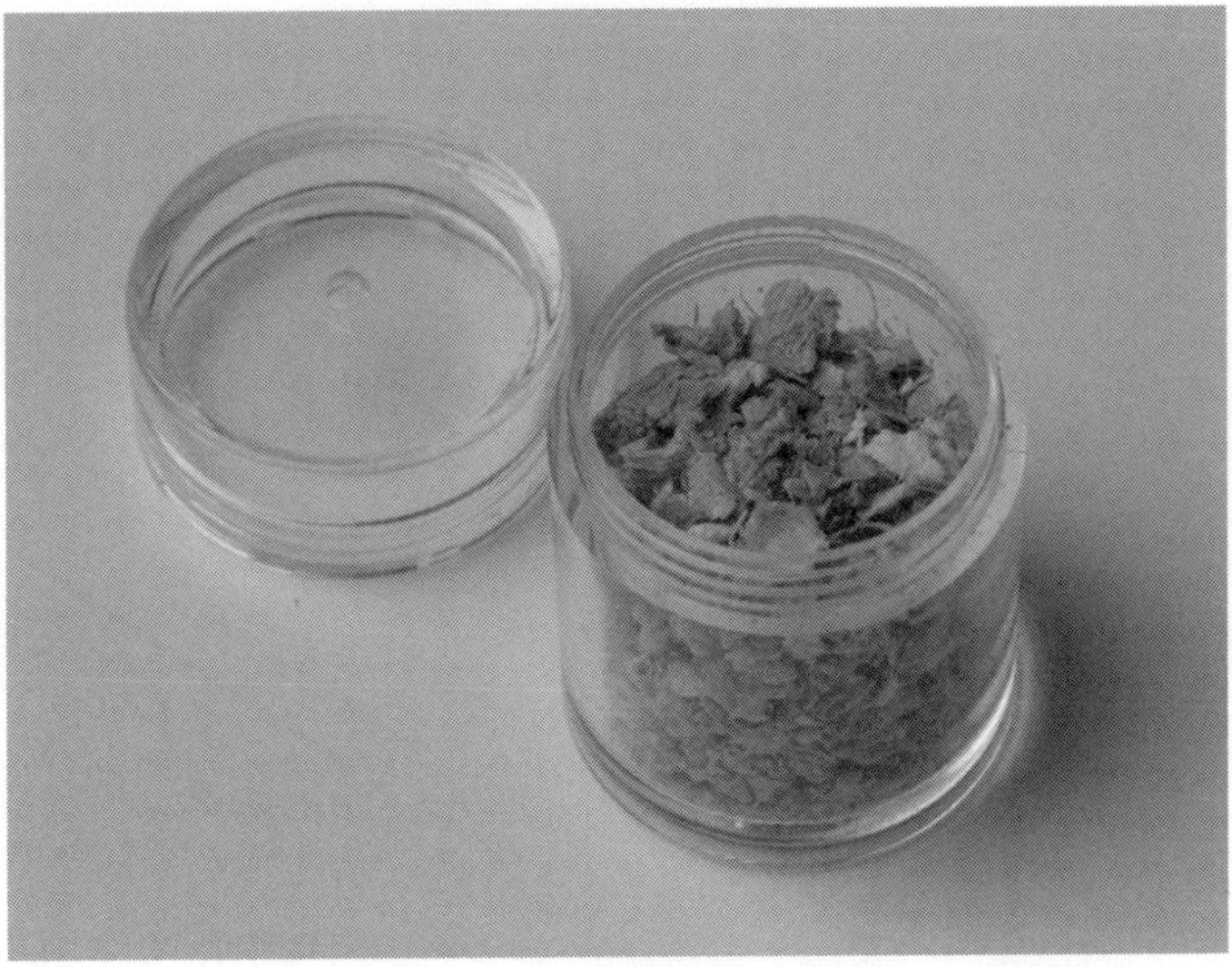

蒸しショウガは粉砕してこのような密閉容器に入れておくと便利。
外出時などは小さな容器に移して持ち運ぶ。

ショウガコラム③

［ショウガの仲間たち］

・ミョウガ…ショウガ科ショウガ属の近縁種で日本にはショウガと一緒に伝来したと考えられています。どちらも香りの強い植物でしたが、香りの強いほうを「兄香《せのか》」、弱いほうを「妹香《めのか》」と名付け、それが訛《なま》って「ショウガ」「ミョウガ」となったといわれています。主として塊根を利用するショウガと違い、ミョウガは花穂や若芽を食べます。

・ウコン…ショウガ科ウコン属の多年草で、香辛料、着色料、生薬として用いられる植物です。英語名は「ターメリック」で、「秋ウコン」「キゾメグサ」などの別名があります。インドではカレーの材料として使われ、「ハルディ」と呼ばれます。地下の肥大した根茎を水洗いして皮をむき、5、6時間煮てから天日干ししたものを砕いて使用します。薬効成分としてポリフェノールの「クルクミン」が有名で、抗腫瘍作用、抗酸化作用、抗炎症作用などが知られています。

・ガジュツ…ショウガ科ウコン属の多年草で、ヒマラヤ原産。別名は「紫ウコン」。ウコンや春ウコン（キョウオウ）とは別種で、沖縄や屋久島などの暖かい地方で栽培されています。根茎が生薬として用いられ、芳香健胃作用があります。ショウガとほとんど同じ用途に使用され、胃弱、消化不良、吐き気などに効き、消化をよくします。また、風邪、鎮痛、月経不順の薬としても処方されます。

・カルダモン…ショウガと並ぶ最古のスパイスのひとつで、ショウガ科ショウズク属の多年草です。原産地はインド、スリランカ、マレー半島。ショウガは塊根、ミョウガは花穂を利用しますが、カルダモンは種子を乾燥させて使います。「香りの王様」と呼ばれるほどの高貴な香りが漂い、カレーのほか、チャイやサフランライスに使われます。また、紀元前４～５世紀ころから生薬として用いられ、泌尿器系の病気を治し、脂肪を取るといわれてきました。食後にこれを噛むと唾液の分泌がよくなることから、消化吸収の助けになるといわれ、口臭防止の効果もあるので今日でも食後に噛む習慣が残っています。

・ヤクチ…ショウガ科ハナミョウガ属の多年草で、中国南部に分布しています。果実をヤクチ（益智）という生薬として利用し、健胃、整腸、抗利尿、唾液分泌抑制作用があります。

・ゲットウ…ショウガ科ハナミョウガ属の多年草で、熱帯から亜熱帯のアジアに分布している植物です。観葉植物として栽培されるほか、葉からとった油をアロマオイルや香料として利用します。種子は乾燥させて生薬にしたり、茶として飲んだりします。生薬としての効能は、健胃、整腸です。ゲットウ（月桃）は台湾での現地名で、沖縄ではサンニン、大東島や八丈島ではソウカ、小笠原ではハナソウカと呼ばれています。

・クルクマ・アリスマティフォリア…ショウガ科ウコン属の多年草で、「クルクマ・シャローム」の名でも知られています。日本では観賞用ですが、タイでは根をカレー粉として用いたり、薬用にしたりします。

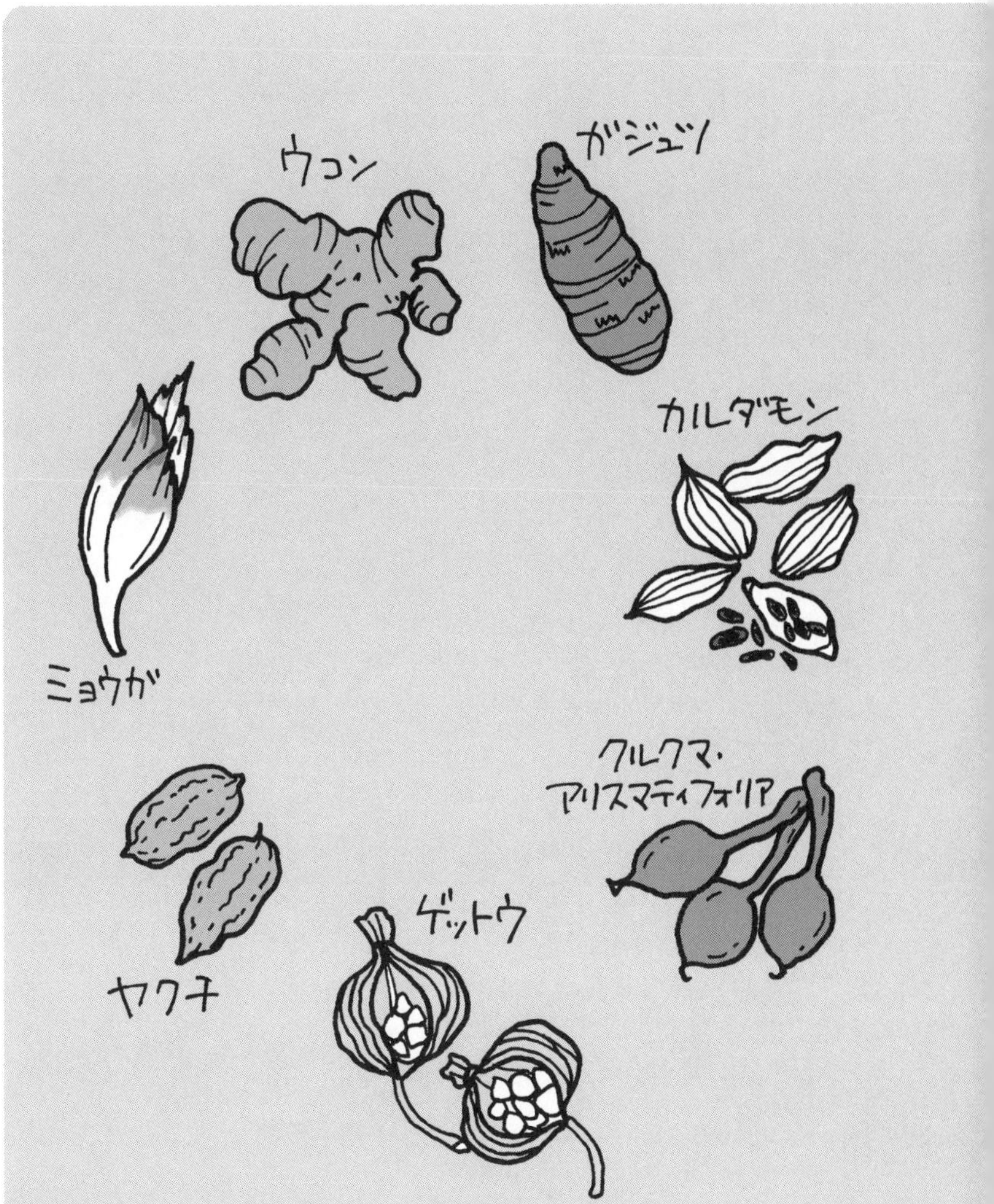
ウコン
ガジュツ
カルダモン
ミョウガ
クルクマ・
アリスマティフォリア
ヤクチ
ゲットウ

第4章

やせる、すっきりする、温まる

症状別、蒸しショウガ健康レシピ

Recipe

01

蒸しショウガ紅茶

朝昼晩いつでも飲めるショウガメニューの代表

[こんな病気や症状に]

風邪の予防と初期、頭痛、腰痛、膝痛など痛み全般、気管支炎、高血圧、脂質異常症、糖尿病、肝臓病、心筋梗塞や脳梗塞、冷え性、ぼうこう炎、肥満の解消・予防、疲労、肩こり

蒸しショウガと紅茶と黒糖は、いずれも体を温める効果のある食品。それが全部合わさった蒸しショウガ紅茶は、万病の予防、体質改善、冷えの防止に絶大な効果があります。とくに水毒による肥満の人には、利尿作用があり、新陳代謝が活発になるため、おすすめです。毎日飲む水や清涼飲料水をこれに替えるだけで、健康生活が手に入ります。

Drink

材料（1人分）

蒸しショウガ…小さじ半分

黒糖（ハチミツでも可）…適量

紅茶…ティーバッグ1個またはリーフティー小さじ1杯

作り方

❶ティーカップに紅茶を入れる。濃さはお好みで

❷蒸しショウガと黒糖を加え、よくかきまぜる

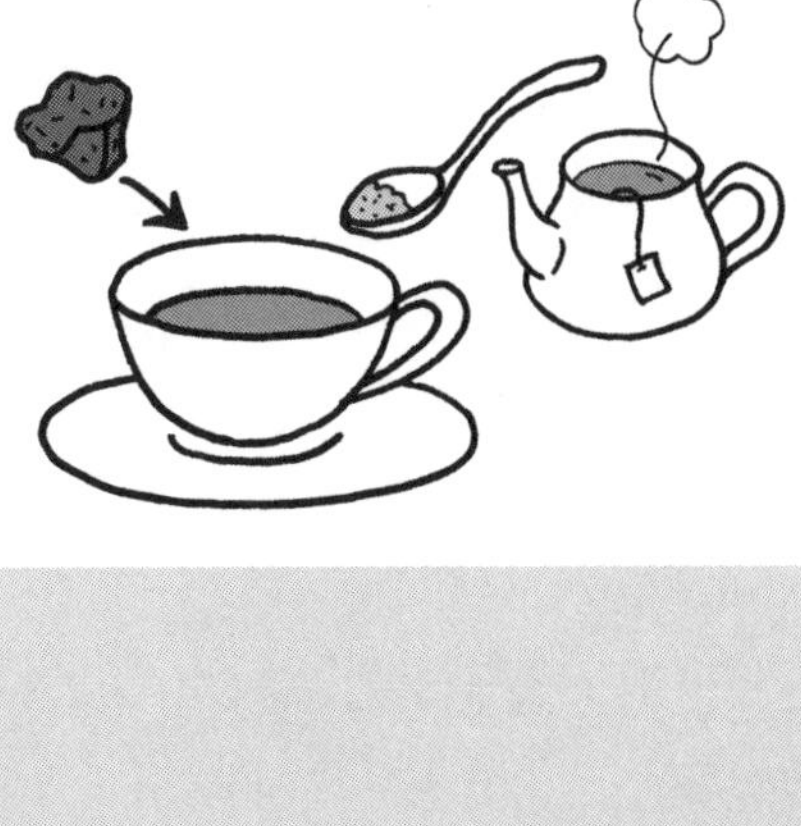

Recipe

02

蒸しショウガ入り梅しょう番茶

梅干しをプラスしてパワー倍増

[こんな病気や症状に]

下痢、婦人病、胃炎、胃潰瘍《かいよう》、便秘、腰痛、腹痛、吐き気、冷え性、風邪、気管支炎、疲労、食欲不振、低血圧

体を温める効果が高く、下痢や便秘、吐き気、お腹の痛みなど胃腸の病気や不調に即効性があります。蒸しショウガの効能に梅の解毒・整腸作用、疲労回復効果が加わり、しょうゆと番茶の体を温める効果もプラスされます。1日に1、2杯くらい飲むといいでしょう。

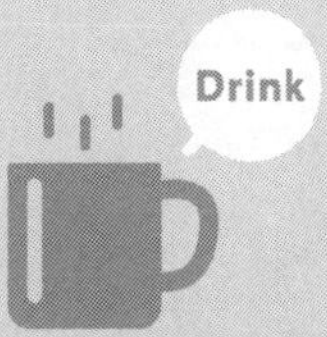

材料（1人分）

蒸しショウガ…小さじ半分

梅干し…1個

しょうゆ…適量

番茶…湯飲み1杯

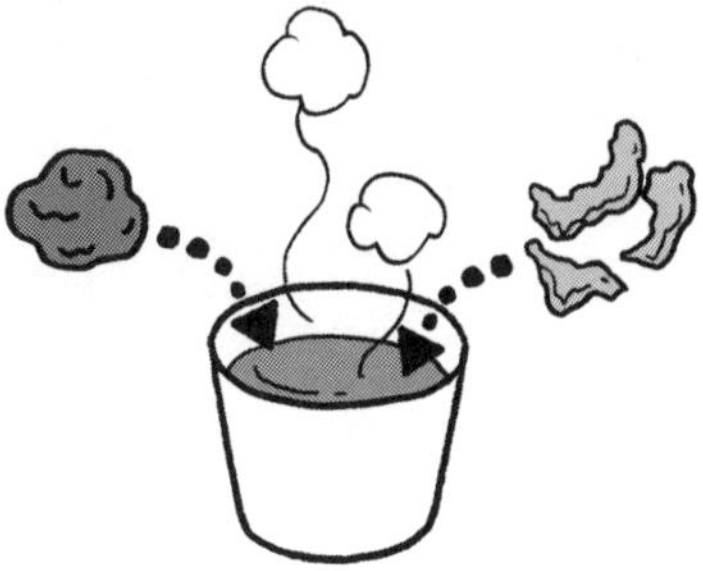

作り方

❶種を取り去った梅干しを湯飲みに入れ、箸などで果肉をつぶす

❷しょうゆを加えてよく練り合わせる

❸蒸しショウガを加えてさらに練り合わせる

❹熱い番茶を注ぎ入れて、よくかきまぜる

Recipe

03

蒸しショウガジンジャーエール

夏に最適、 健康清涼ドリンク

[こんな病気や症状に]

風邪の予防と初期、頭痛、腰痛、膝痛など痛み全般、気管支炎、高血圧、脂質異常症、糖尿病、肝臓病、心筋梗塞や脳梗塞、冷え性、ぼうこう炎、肥満の解消・予防、疲労、肩こり

冬場は温かいショウガ紅茶がいいですが、暑い夏はもっと爽やかな飲み物がほしいもの。そこでつい市販の清涼飲料水を飲み過ぎてしまいますが、この夏からは「蒸しショウガジンジャーエール」を試してみてください。水分のとり過ぎになりがちな夏場こそ、蒸しショウガパワーが必要なのです。

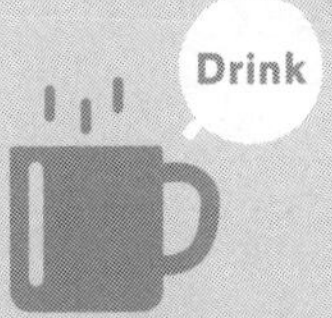

材料（１人分）

蒸しショウガ…小さじ半分

黒糖…適量

炭酸水…ボトル１本

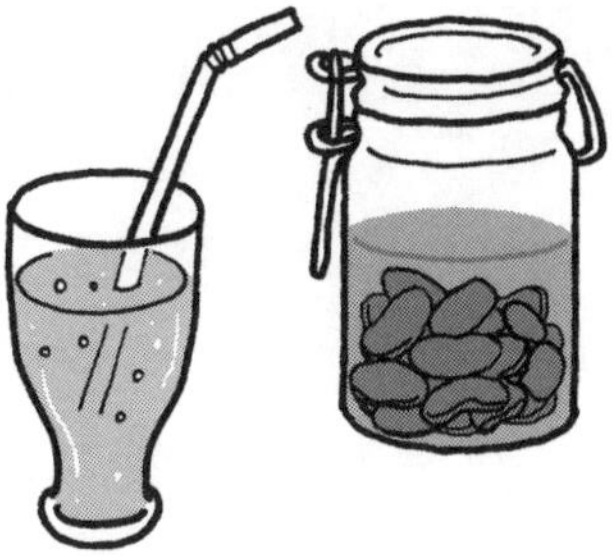

作り方

❶グラスに蒸しショウガと黒糖を入れる

❷よく冷やした炭酸水を静かに注ぎ入れる

❸ゆっくりかき回す

Recipe

04

蒸しショウガ入り焼酎のお湯割り

寝酒にもいい「薬用酒」

[こんな病気や症状に]

風邪、狭心症、心筋梗塞や脳梗塞、うつ病、自律神経失調症、冷え性、肩こり

蒸しショウガを入れた「焼酎のお湯割り」は、寝る前に飲むと体がとても温まります。飲み過ぎはよくありませんが、適量を保てば、冷え性の改善や血栓の予防になります。また、血行がよくなるので風邪や肩こりの人にもおすすめです。焼酎にはウロキナーゼという酵素が含まれていて、血液をサラサラにし、脳梗塞や心筋梗塞の予防になります。

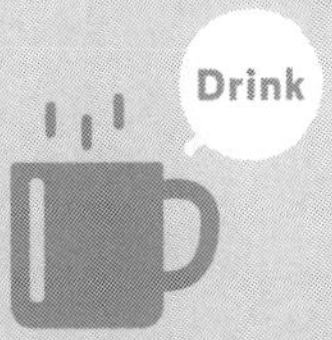

材料（1人分）

蒸しショウガ…小さじ半分

焼酎…適量

お湯…適量

作り方

❶大きめの湯飲みや耐熱のグラスに6分目くらいお湯を入れる

❷蒸しショウガを加えてよくまぜる

❸焼酎を加える

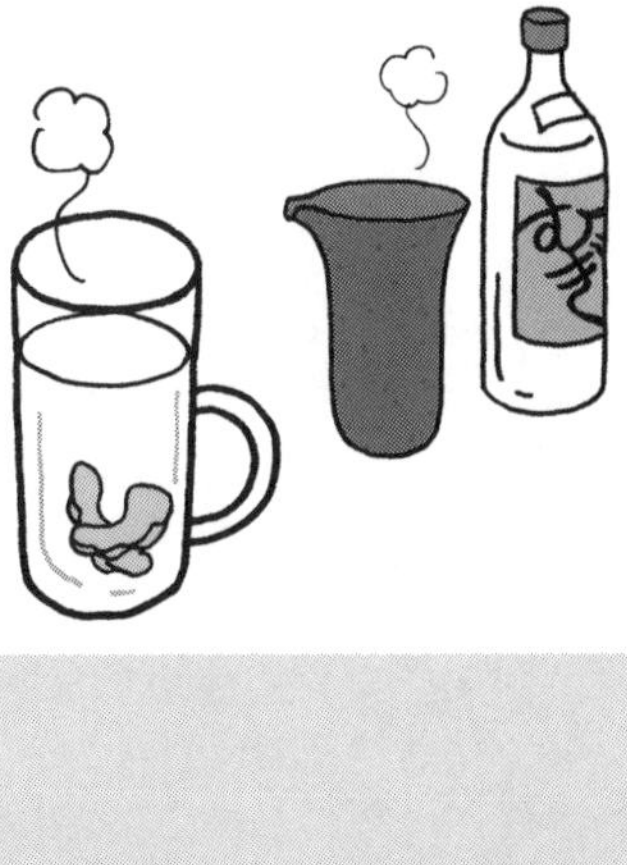

Recipe

05

蒸しショウガ入りホットサングリア

さわやかな味と香りで体を温めるホットドリンク

[こんな病気や症状に]

冷え性、風邪、咳、食欲不振、疲労、動脈硬化、便秘

サングリアはフルーツと赤ワインで作るスペインの飲み物です。サングリアという名前は、スペイン語で血を意味する「サングレ」という言葉からきています。もともと赤ワインには体を温める効果がありますが、蒸しショウガを加えたうえにホットで飲むことで、全身の血行をよくして体を温める効果が高まります。リンゴは、皮の部分に整腸作用のあるペクチンを含んでいるので、皮ごと使いましょう。

Drink

材料（3人分）

蒸しショウガ…小さじ半分
オレンジ…1個、レモン…1個、
リンゴ…1個
赤ワイン…750ミリリットル
シナモンスティック…1本

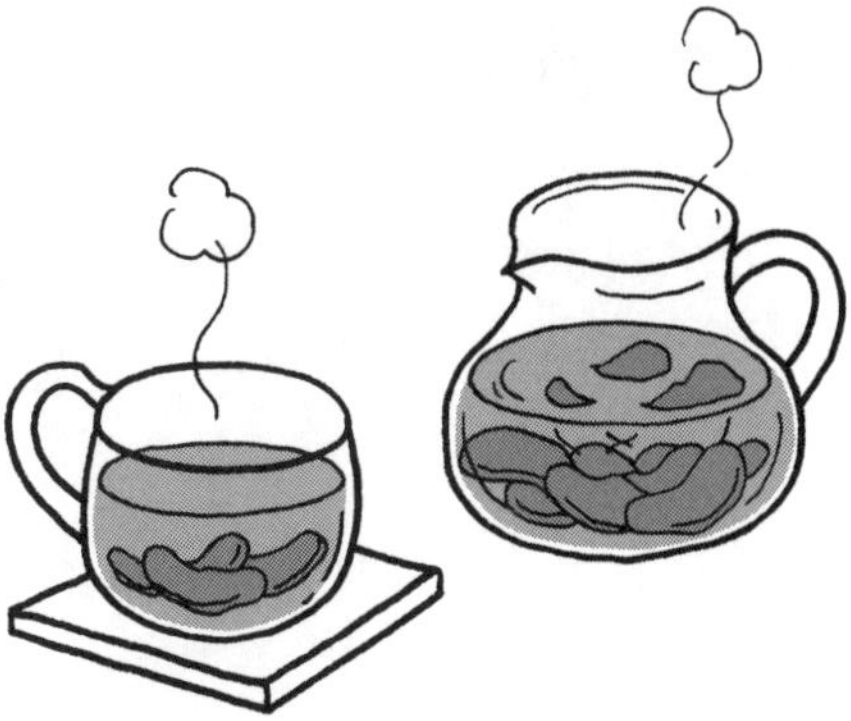

作り方

❶フルーツをよく洗って水気を拭き取る。オレンジとレモンは皮をむいて輪切りに、リンゴは皮ごとくし型に切る
❷口の広い密閉容器に赤ワインを入れ、フルーツとシナモンを加えてひと晩寝かせる
❸飲みたい量だけ鍋に移し、沸騰直前まで温める
❹カップに注いでから蒸しショウガを加えてかきまぜる

Recipe

06

蒸しショウガ入り野菜スープ

蒸しショウガの効果で体がぽかぽかになるスープ

[こんな病気や症状に]

冷え性、食欲不振、胃の疲れ、便秘

二日酔いなどで胃が荒れ、食欲のないようなときにおすすめのスープです。野菜たっぷりなので体に優しく、食物繊維が自然にとれるので便秘にも効果があります。疲れて食欲のないようなときにこのスープを飲むと、たちまちお腹が空いてきます。

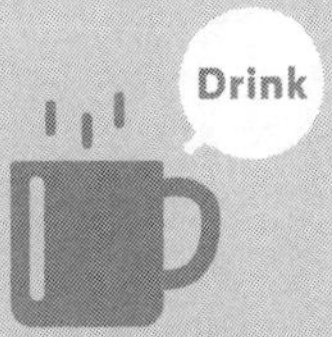

材料（１人分）

蒸しショウガ…小さじ半分
タマネギ…４分の１
しめじ…４分の１パック
だし汁…250ミリリットル
塩…小さじ半分
白菜…１枚の半分
にんじん…８分の１
パセリ…みじん切り少々
酒…大さじ半分
こしょう…少々

作り方

❶白菜、タマネギ、にんじんはスライス、しめじは根元を取ってほぐす
❷鍋にパセリ以外の材料を入れ、煮る
❸煮上がったら、パセリのみじん切りを散らす

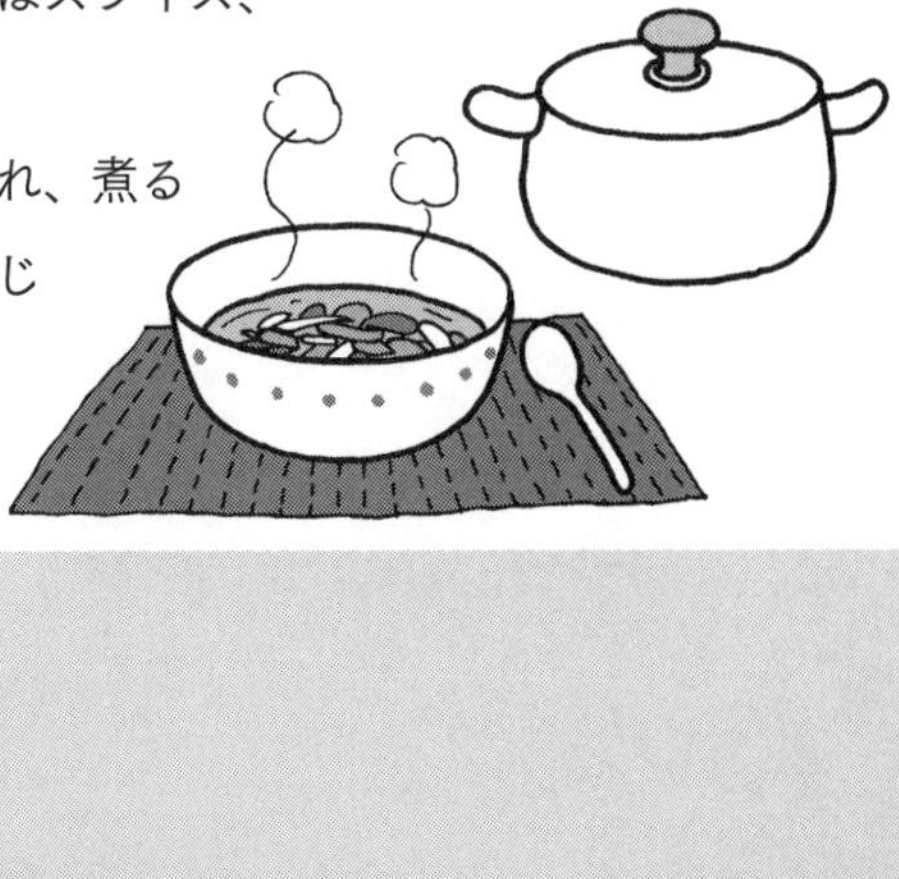

Recipe

07

鰹のたたき＋蒸しショウガ

ピリッとした刺激のヘルシーおかず

[こんな病気や症状に]

高血圧、骨粗鬆症《こつそしょう》、老化防止、動脈硬化、疲労、肩こり、湿疹、皮膚炎、胆石

鰹《かつお》にはうまみ成分のイノシン酸のほか、ビタミンDやビタミンE、ビタミンB1、タウリン、DHAなどの栄養成分がいっぱい。蒸しショウガを加えてさらにパワーアップしましょう。疲れが溜まりやすい夏におすすめのレシピです。

Food

材料（1人分）

鰹のたたき…1人前

蒸しショウガ…小さじ半分

作り方

❶鰹のたたきを皿に盛り、蒸しショウガをかける

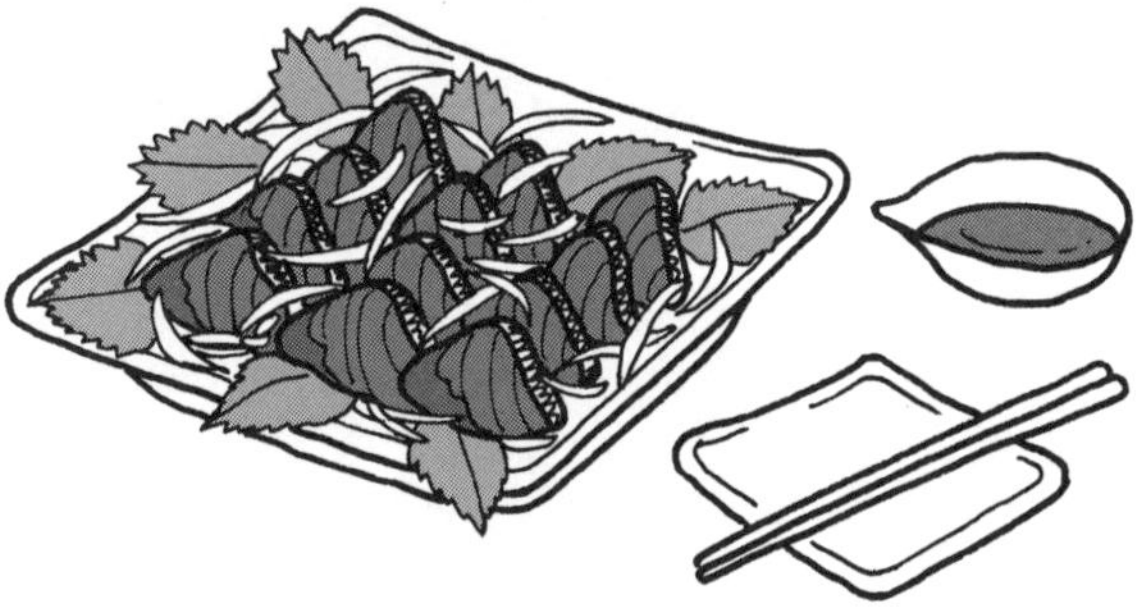

Recipe

08

ジンジャートースト

大事な朝のスタートダッシュ!

[こんな病気や症状に]

風邪の予防と初期、頭痛、腰痛、膝痛など痛み全般、気管支炎、高血圧、脂質異常症、糖尿病、肝臓病、心筋梗塞や脳梗塞、冷え性、ぼうこう炎、肥満の解消・予防、疲労、肩こり

眠気を吹き飛ばし、朝から活力全開にしてくれる朝食メニュー。小腹が空いたときにもスナック代わりに食べられます。

Food

材料（1人分）

食パン…2枚

蒸しショウガ…小さじ半分

バター…適量

メープルシロップ…適量

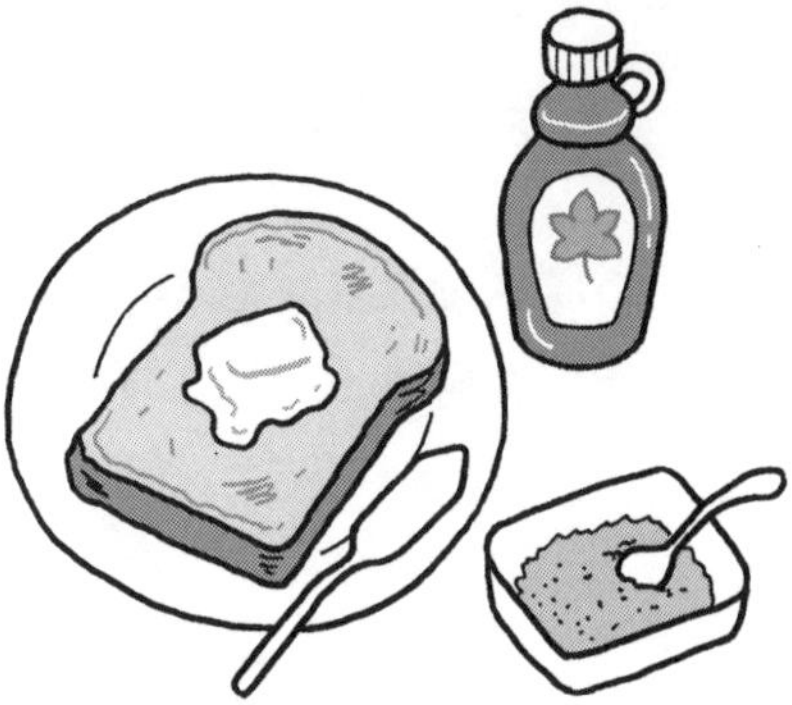

作り方

❶食パンにバターとメープルシロップを塗り、蒸しショウガをまぶしてトーストする

Recipe

09

蒸しショウガ入り小松菜とじゃこのチャーハン

ローカロリーでも元気が出るごはん

[こんな病気や症状に]

食欲不振、冷え性、不眠症、脂質異常症、高血圧、老化防止、肝臓の活性化、二日酔い

ごま油にはゴマリグナンという成分があり、肝臓から活性酸素を取り除いて肝臓の働きを高める効能があります。またアルコールが分解されてできるアセトアルデヒドの生成も抑えるので、二日酔いや悪酔いを防ぐ効果もあります。蒸しショウガとごま油の香りは、二日酔いで食欲のないようなときでも、食事をとることを可能にします。

材料（１人分）

蒸しショウガ…小さじ半分

ごはん…茶わん１杯

じゃこ…50グラム

小松菜…２分の１株

長ネギ…８分の１本

ごま油…少々

しょうゆ…大さじ半分

酒…大さじ半分

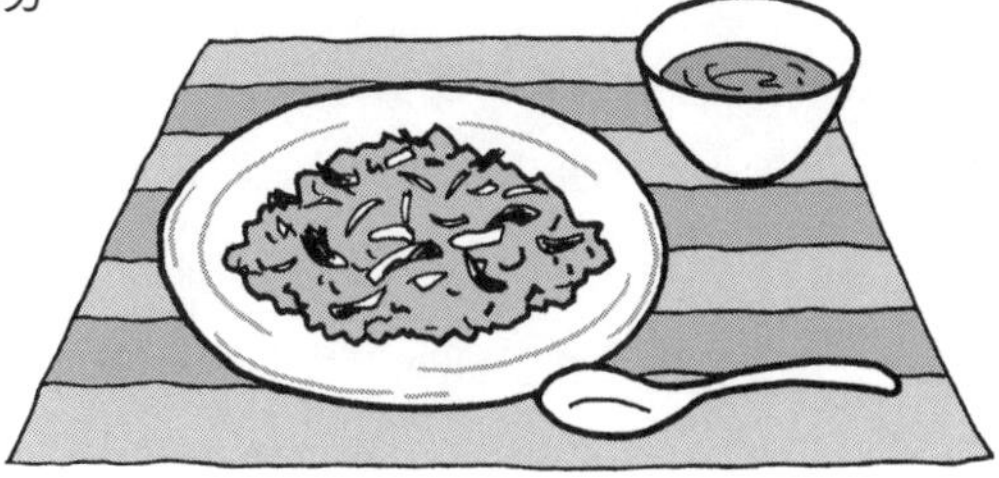

作り方

❶じゃことみじん切りにした小松菜、長ネギをごま油でよく炒める

❷ごはんと蒸しショウガを加え、炒めて味を調える

Recipe

10

かけるだけチャーハン

コンビニ弁当にかけるだけ!

[こんな病気や症状に]

風邪の予防と初期、頭痛、腰痛、膝痛など痛み全般、気管支炎、高血圧、脂質異常症、糖尿病、肝臓病、心筋梗塞や脳梗塞、冷え性、ぼうこう炎、肥満の解消・予防、疲労、肩こり

時間のないときでもかんたんに作れる究極のインスタント・ヘルシーフードです。残りご飯を炒めても、市販のチャーハンを利用してもOK。冷蔵庫の残り物を具として加えると豪華になります。

材料（1人分）

市販のチャーハン…1人分

蒸しショウガ…小さじ半分

作り方

❶市販のチャーハンに蒸しショウガをかける。自分で作るときは残りご飯を適当な具材と炒め、蒸しショウガをかける

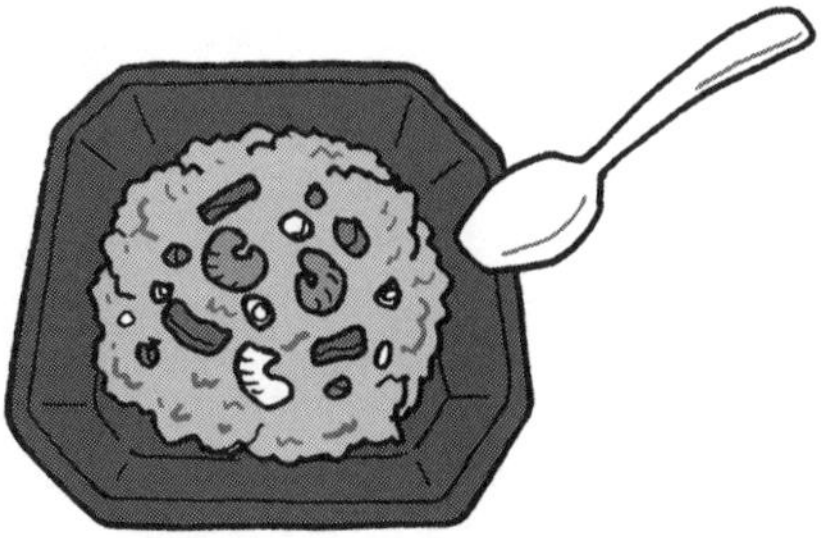

Recipe

11

蒸しショウガとニンニクの焼きうどん

蒸しショウガとニンニクでスタミナ補給!

[こんな病気や症状に]

疲労回復、滋養強壮、食欲不振、脂質異常症、高血圧、更年期障害、冷え性、不眠症、ダイエット、風邪の予防、老化防止

ニンニクにはショウガ同様、さまざまな効能を持つ栄養素がたっぷり入っています。なかでもスコルジニンは体内の栄養素を燃焼させてエネルギーに変えたり、疲労回復に役立つビタミンB1の働きを高める作用があります。もうひとつの栄養素のアリシンは、胃腸の働きをよくして食欲不振を解消し、風邪の予防やアンチエイジングに効果があります。

材料（1人分）

蒸しショウガ…小さじ半分

ニンニク…1片

タマネギ…4分の1

うどん…1玉

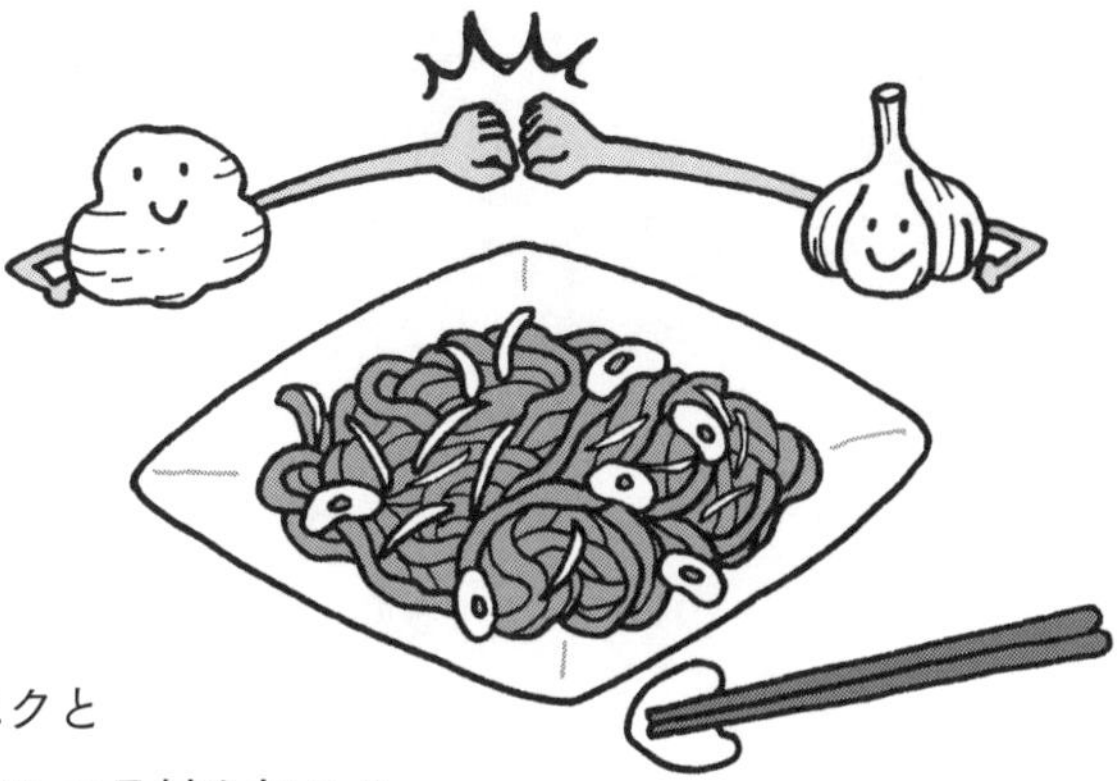

作り方

❶フライパンにサラダ油を熱し、スライスしたニンニクとタマネギを炒め、好みの具材を加える

❷うどんをサラダ油で炒めてほぐし、❶と蒸しショウガを加え、調味料を加えて味を調える

Recipe

12

かけるだけ焼きそば

市販の焼きそばにかけるだけでOK！

[こんな病気や症状に]

風邪の予防と初期、頭痛、腰痛、膝痛など痛み全般、気管支炎、高血圧、脂質異常症、糖尿病、肝臓病、心筋梗塞や脳梗塞、冷え性、ぼうこう炎、肥満の解消・予防、疲労、肩こり

スーパーなどでパック入りで売られている焼きそば。そこに蒸しショウガをかけるだけで、元気フードのできあがり。もちろん、自分で作った焼きそばにかけてもOKです。

材料（1人分）

市販の焼きそば…1人分

蒸しショウガ…小さじ半分

作り方

❶市販の焼きそばに蒸しショウガをかける。自分で作るときは適当な具材と炒めた焼きそばに、蒸しショウガをかける

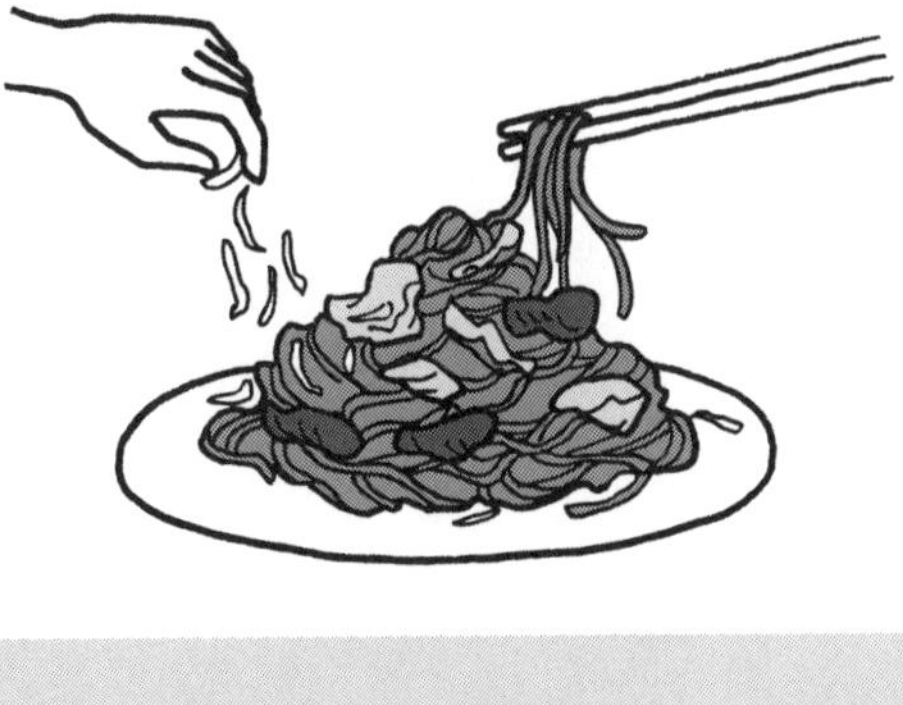

Recipe

13

蒸しショウガ鍋

夏場に食べてもおいしい「体温めレシピ」

[こんな病気や症状に]

風邪の予防と初期、頭痛、腰痛、膝痛など痛み全般、気管支炎、高血圧、脂質異常症、糖尿病、肝臓病、心筋梗塞や脳梗塞、冷え性、ぼうこう炎、肥満の解消・予防、疲労、肩こり

「鍋」というと冬のメニューと思われがちですが、現代人は夏こそ体を温めなければなりません。効き過ぎた冷房、冷えた飲み物、短い睡眠など、夏場は体を冷やす要素であふれています。蒸しショウガの体温め効果を最大限に引き出すこのメニューをとりいれましょう。もちろん、寒い冬に食べても効果抜群です。

Food

材料（1人分）

蒸しショウガ…小さじ半分

好みの鍋…1人前

作り方

❶好みの鍋を用意し、そこに蒸しショウガを入れる

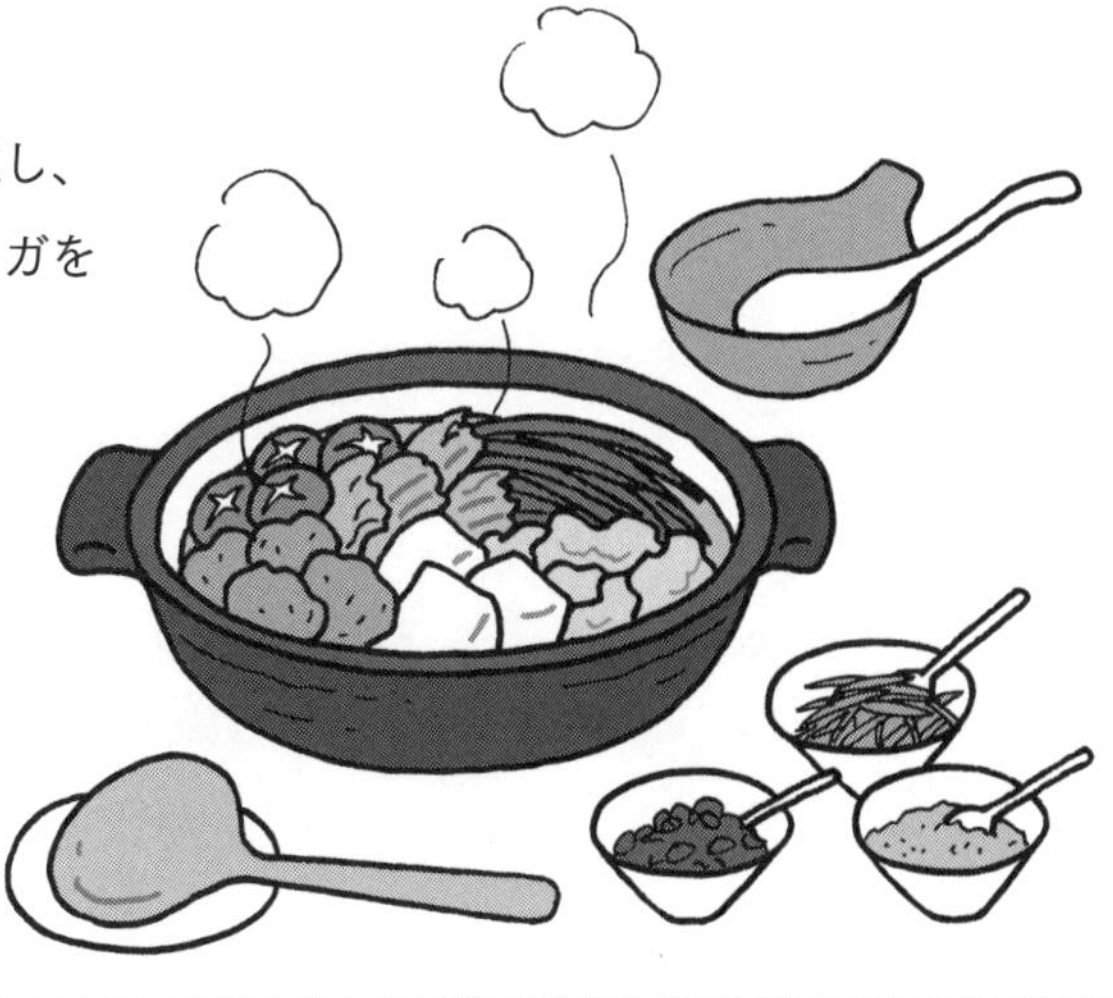

Recipe

14

蒸しショウガはちみつゼリー

疲労を回復して血圧を下げる健康デザート

[こんな病気や症状に]

疲労回復、食欲不振、倦怠《けんたい》感、胃腸の不調、腹痛、肩こり、高血圧、夏ばて、風邪の予防、咳止め、シミ・ソバカスの予防

「ちょっと甘いものが食べたいな」というときにおすすめのメニューです。レモン汁のビタミンCが風邪の予防やシミ、ソバカスなどのお肌のトラブルを防ぎ、クエン酸が疲労回復効果をもたらします。疲労回復という面では、はちみつも強力です。さらにはちみつに含まれているカリウムは体内の余分な塩分を排出してくれるので、血圧を下げる効果があります。

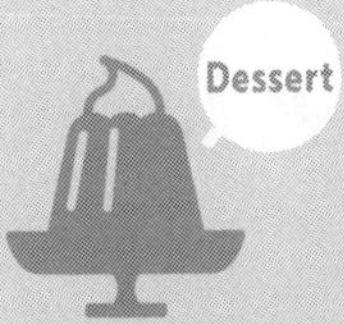

材料（1人分）

蒸しショウガ…小さじ半分

水…125ミリリットル

レモン汁…小さじ半分

はちみつ…大さじ半分

ゼラチンパウダー…2.5グラム

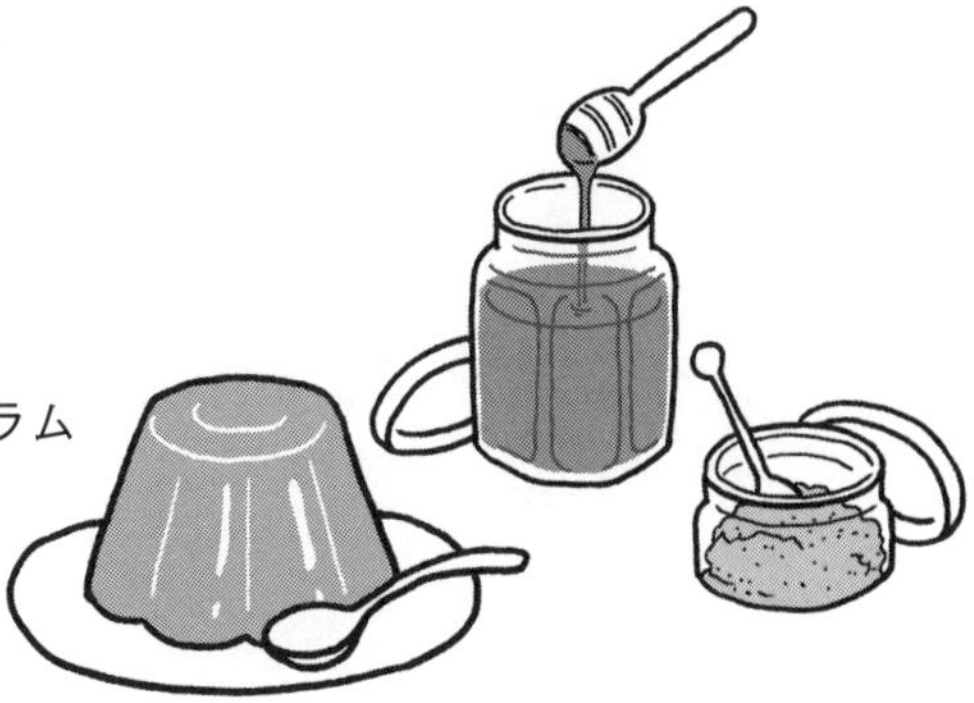

作り方

❶レモン汁とハチミツをよくまぜ、蒸しショウガを加える

❷鍋に水とゼラチンを入れて火にかけ、❶を入れてよくまぜる

❸火から下ろしてさまし、容器に流し入れて冷蔵庫で冷やす

ショウガコラム❹

[ショウガ文化いろいろ]

・波自加弥《はじかみ》神社…石川県金沢市にある日本でただひとつのショウガを祀《まつ》った神社です。創建は養老2年（718年）で、奈良時代に雨乞いの供物としてショウガが捧げられたことから「ショウガ祭り」が始まったといわれています。江戸時代には加賀、越中、能登の料理店主すべてがお参りしたほか、医薬の神としての信仰から、薬師も多く参詣したと伝えられます。

主神は波自加弥神で、調味医薬・五穀豊穣の神として全国に例のない食産神です。神社の名前の語源は、歯で噛んで辛いショウガ、サンショウ、ワサビの古語である「はじかみ」からきています。

境内には、朝鮮半島より医薬としてのショウガを日本に初めて伝えた武内宿禰命《たけのうちすくねのみこと》を祀るお堂もあり、生姜の古名を名乗る本社との関係がうかがえます。なお、この神社のあるあたりは、古くからショウガの栽培地であったといわれます。

・ジンジャービア…ジンジャーエールが発明される前からイギリスで飲まれていた飲

料で、すりおろしショウガと糖分を発酵させて作るものです。市販されているジンジャーエールよりも味が濃く、ショウガの刺激が強く前面に出ています。イギリスではいまでも、家庭で自家製のジンジャービアを作っているところもあります。

・ジンジャーエール…1890年にカナダのトロントで生まれた清涼飲料水です。ショウガ汁にフルーツジュースやフレーバーエキスをまぜ、ドラッグストアで販売されました。20世紀に入ってからアメリカに進出し、以来世界中で飲まれるようになりました。ジンジャーエールを使ったカクテルも多数存在し、なかでもモスコー・ミュールやジン・バックは定番カクテルレシピとなっています。

・ジンジャークッキー…ショウガを入れて焼き上げたクッキーの一種で、ジンジャーブレッドの派生物とも考えられています。「ジンジャービスケット」「ジンジャースナップ」などと呼ばれることもあります。ショウガのほか、シナモン、ナツメグなどの香辛料やココアなどを入れることがあり、黒砂糖やはちみつで甘みをつけています。人の形をしたものが多いのですが、これはジンジャーブレッドを広めたヘンリー8世

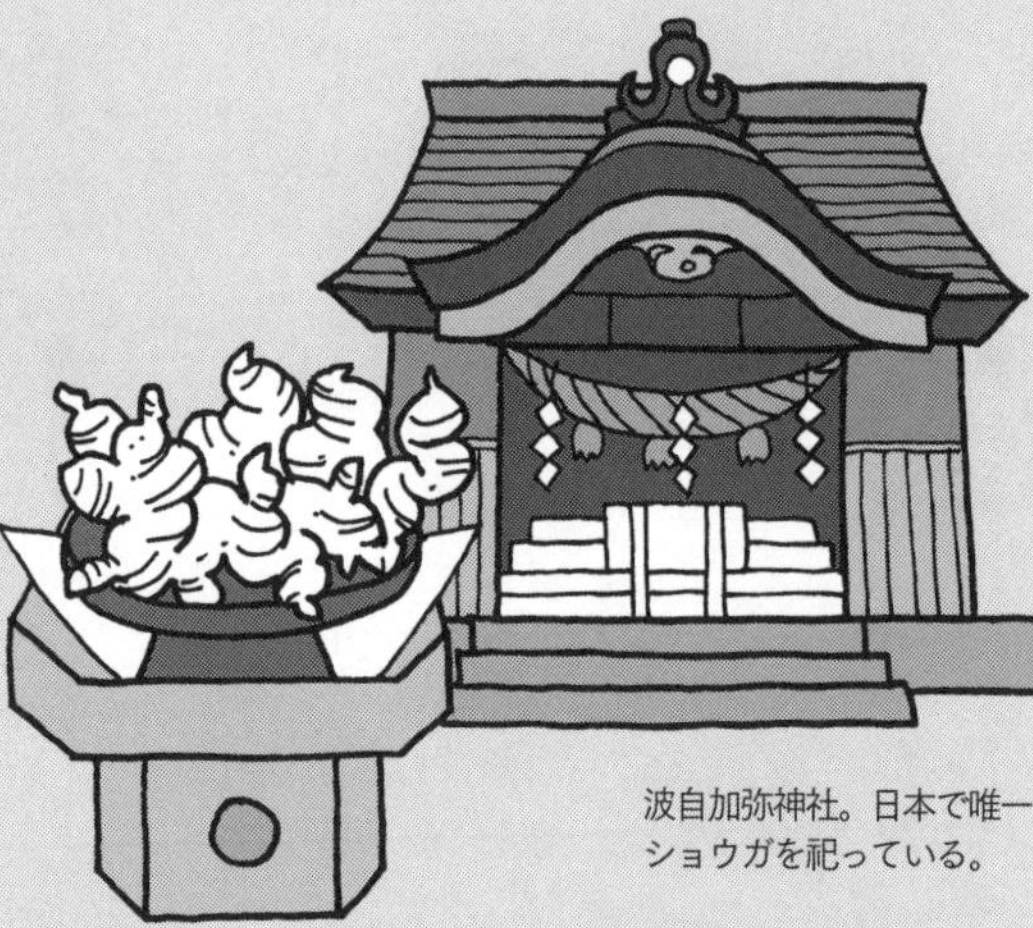

波自加弥神社。日本で唯一ショウガを祀っている。

を表しているといわれます。

ジンジャークッキーで作られた家型のお菓子は、「ジンジャーブレッドハウス」と呼ばれます。ジンジャークッキーで家の部品を作り、それをメレンゲなどで貼り付けて組み立てます。これが、『ヘンゼルとグレーテル』に登場する「お菓子の家」のモデルです。

第5章

長年の悩みがウソのように解消！

私の蒸しショウガ健康法

事例

薬を飲んでも治らなかった高血圧が、3カ月で正常値に

Y・Tさん　43歳男性　自営業

若いころから血圧が高めで、30代後半に入ってからは、血糖値も高くなりました。体は完全なメタボ体型ですから、このままいくと生活習慣病のオンパレードとなってしまうと医者から脅かされました。

しかし処方された降圧剤をきちんと服用しても、血圧がなかなか下がりません。高いときは上が180、低いときでも上が150以上です。このままいくと薬漬けの人生になるか、あるいは高血圧や高血糖の合併症で長生きできないのではないか。そのことをずっと悩んでいました。

あるとき、取引先の社長の奥さんから、「蒸しショウガを試してみる?」と聞かれ

ました。お兄さんが私と同じような体型で、同じように高血圧で悩んでいたところ、人から聞いた蒸しショウガですっかりよくなったというのです。溺《おぼ》れる者は藁《わら》をもつかむといいますが、そのときの私はまさにそんな気分でした。さっそく蒸しショウガを分けてもらい、使い方と作り方をよく聞きました。

私は料理ができないので、蒸しショウガはもっぱら女房に作ってもらっています。女房いわく、「ショウガは体にいいから、家族全員が健康になると思って、どんどん蒸しショウガを作ってあげる」とのことです。

使い方はかんたんで、**あらゆる料理に蒸しショウガを粉砕したものを入れること。**あとは蒸しショウガを使ったショウガ紅茶を1日に4、5杯飲むことです。その代わり、毎日5、6本飲んでいた**缶ビールを蒸しショウガを入れた焼酎のお湯割りにし、日中飲んでいた清涼飲料水はすべてショウガ紅茶に置き換えました。**

ショウガが高血圧に効くのは、体を温めて余計な水分を排出してくれるからだと聞き、夜寝るときは長袖のパジャマを着て、腹巻きをすることにしました。それまでは半袖のTシャツと短パンで寝ていたのです。私は汗っかきなので、暑いのはよくないだろうと勝手に考えていたのですが、それは間違いだったようですね。

同時に、夜更かしも高血圧の原因になると聞き、早寝早起きを実践しました。といっても、それまで夜なべでやっていた仕事を早朝に振り替えただけです。でも、夜だとだらだらしてしまいますが、朝早くに起きて仕事をすると、ペースが上がるようです。

早朝にやるべき仕事がないときは、近所を散歩するようにしました。血圧を下げるには、適度な運動が必須と聞いたからです。朝の空気の中を歩くのは気持ちがよく、頭がスッキリします。

このような生活を続けたところ、3カ月後には血圧の上が130まで下がりました。平常値の一番上の境界ギリギリではありますが、ついに高血圧とさよならできました。

食べ物と飲み物すべてを蒸しショウガメニューに変更!

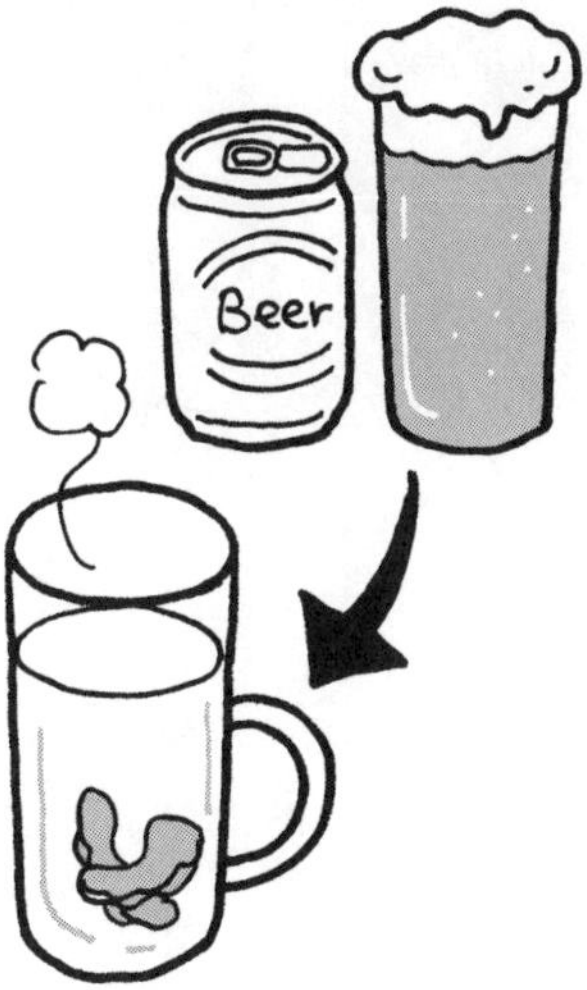

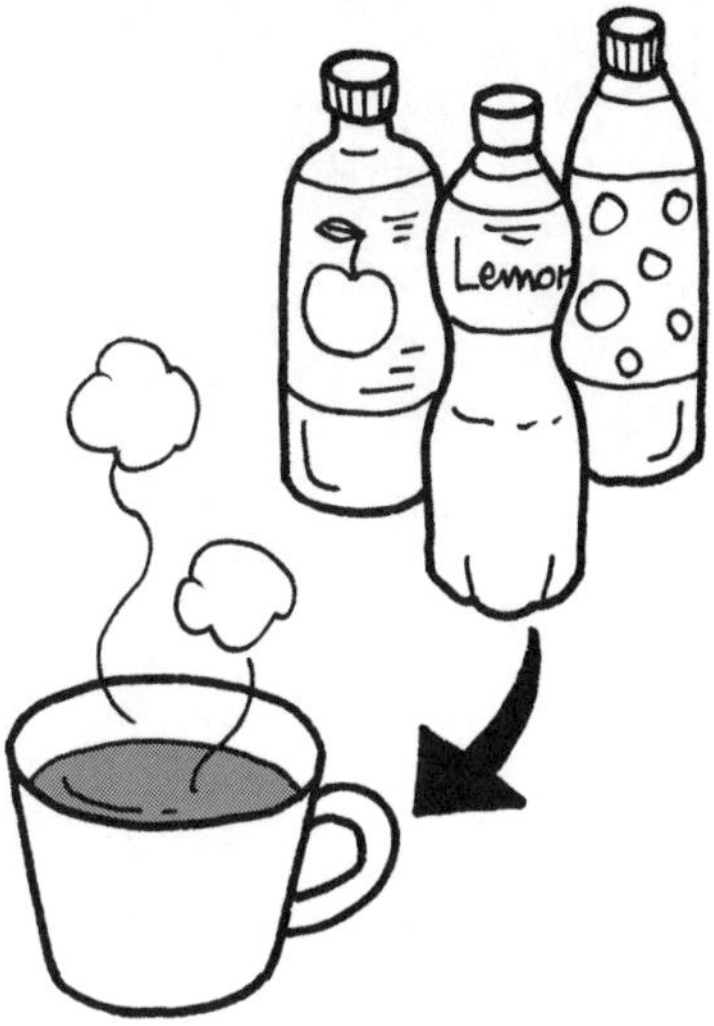

ビールは蒸しショウガ入り焼酎の
お湯割りに

清涼飲料水は蒸しショウガ紅茶に

事例 2

悪化する一方だった糖尿病が、蒸しショウガでどんどん快方に

H・Iさん　46歳女性　会社役員

糖尿病というと中年男性の専売特許みたいな病気でしたが、最近は女性の患者が増えているそうです。私も会社の健康診断で「血糖値が高い」といわれ、精密検査を受けたところ、糖尿病と診断されました。そういえば最近、よくのどが乾くと思っていたところでした。原因は、たぶん大好きなお酒の飲み過ぎと、食べ過ぎでしょう。父方にも母方にも糖尿病の人がいるので、遺伝的な要素もあったのだと思います。

私は生まれつき薬アレルギーがあり、薬を飲むとすぐに薬疹《やくしん》が出てしまいます。糖尿病と診断されたお医者様とよく相談しましたが、副作用が少ないという薬を試しても、やっぱり薬疹が出てしまいました。お医者様から「あとはインスリン注射しかない」といわれて途方に暮れていたところ、知人から「蒸しショウガで血糖値が下が

る」という話を聞き、ダメ元でトライしてみることにしました。

まず知人から分けてもらった蒸しショウガでショウガ紅茶を作り、飲んでみました。おいしい！　まったく薬という感じがしません。すごく気に入ったので、知人から教わった通りに大量の蒸しショウガを作りました。私は中華料理を作るために蒸籠を持っていたので、一度にたくさんのショウガを蒸すことができます。

ショウガを蒸している間は、家中がショウガの香気に包まれます。これがじつにいい匂い！　この匂いを嗅いでいるだけで、体がどんどん健康に向かっていくような気がします。蒸し上がったショウガは、ベランダに小型のテーブルを出し、その上に新聞紙を敷いて並べます。作業中も待ちきれずに、乾燥途中のショウガをかじってしまいます。

こうやって作った蒸しショウガは、ショウガ紅茶はもとより、あらゆる料理に入れます。知人はフードプロセッサーで粉砕したものを使っていましたが、私はもっとワイルドに**料理用のハサミで細かく刻んだものを味噌汁やスープに入れたり、サラダのトッピングにしたり。**もうショウガの風味がないと、食事が物足りないと感じるほどになりました。

そのおかげで糖尿病もぐんぐんよくなり、病気が発見されたころは200を超えていた空腹時血糖が、蒸しショウガを始めて1カ月で150を切るようになり、2カ月目には120前後に。3カ月経った今では、100を切ることもあります。もう正常の数値だとお医者様にもいわれています。

よくなったのは血糖値だけではありません。私は今まで、寝付きがよくなく、睡眠導入剤も飲めないので、睡眠には苦労していました。せっかく寝付いても、夜中にトイレに起きるので、睡眠時間が小間切れです。おかげで朝はぼーっとしていて、頭がちゃんと使えるようになるのは、午後になってからでした。

しかし蒸しショウガを食べ始めてから、夜中に起きることがなくなりました。夜は

料理用ハサミで細かく刻んだ蒸しショウガを、
味噌汁やスープ、サラダのトッピングに

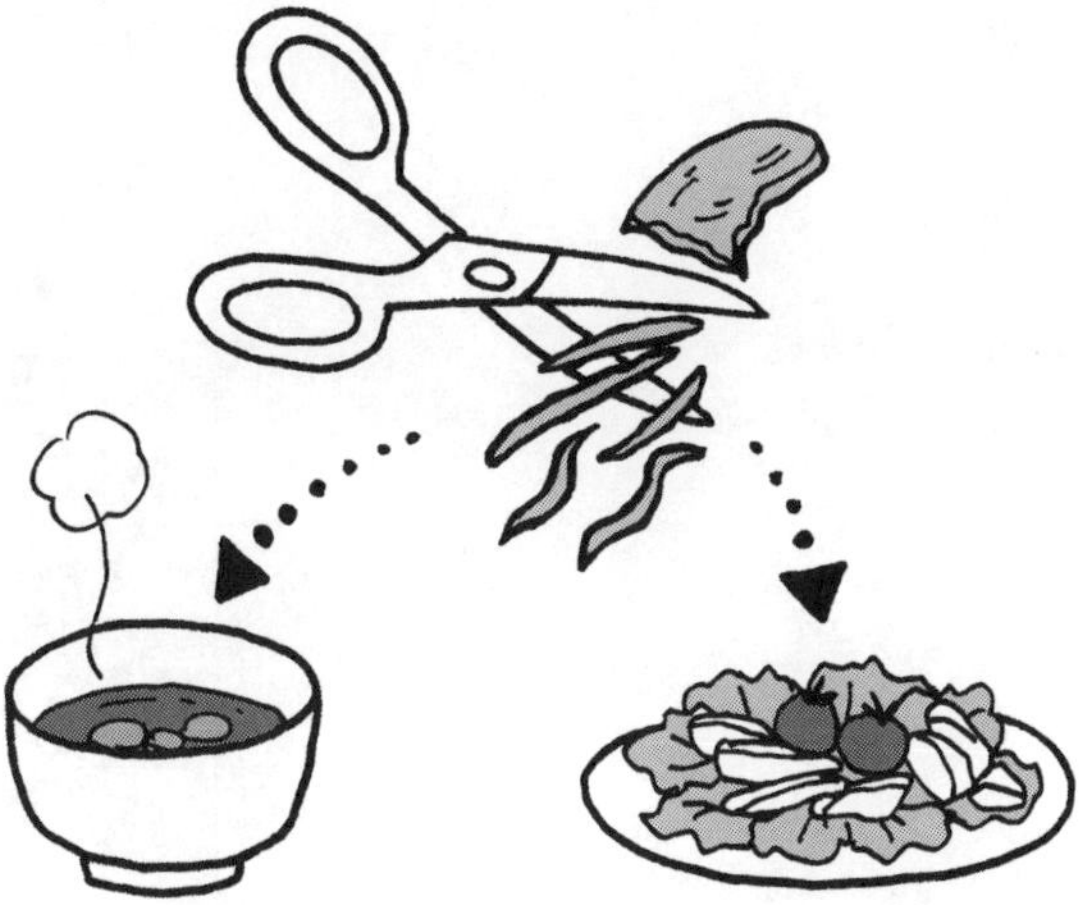

12時前に眠くなり、すっと寝てしまいます。そのまま朝までぐっすり。起きてみるとたっぷり寝汗をかいていて、いままで経験したことのないほどのさわやかな目覚めです。まるで子ども時代にもどったかのようです。

おかげで太り気味だった体型もいくぶんかスリムになり、手足のむくみもとれました。もう私の生活から蒸しショウガを手放すことはできません。

事例3

長年苦しめられてきたアトピー性皮膚炎が完治、気がつけば体も丈夫に

A・Sさん　38歳女性　会社員

私は子どもを産んでからアトピー性皮膚炎に悩まされるようになりました。手や顔の痒みが我慢できず、いろいろなお医者様にかかりましたが、完治には至りませんでした。それどころか、お薬の副作用なのか顔に細かいしわが出るようになり、人前に顔をさらすのが怖くなって引きこもり状態になってしまいました。

主人の母がいろいろな治療法を調べては教えてくれました。温泉療法や漢方も試してみましたが、体験上、私の体には西洋医学よりも漢方的な治療法のほうが合っている気がしていました。

あるとき、義母のつてで漢方に詳しい人に話を聞いてもらったところ、私のアトピ

ー性皮膚炎は「水毒」からきているのではないかといわれました。初めて聞く言葉でしたが、水毒とは体に水が溜まりすぎていろいろな悪さをする病気のことのようです。

その治療法は、とにかく体を温めて溜まった水を出すこと。薬よりも、ショウガの入った食べ物を積極的に食べるとよいとのことでした。そして漢方薬の材料である乾姜を少し分けてくれました。

乾姜は見た目は悪いですが、蒸したショウガを乾燥させたものだそうで、試しにかじってみると、口の中に濃縮されたショウガの辛みが強烈に広がりました。でもその感覚は嫌なものではありませんでした。もしかすると、これが私の悩みを解決してくれるかもしれない。そんな気がしました。

乾姜のお値段を聞くと、びっくりするほど高額です。でも自分でも作れるとのことで、作り方を聞いて帰りました。生のショウガをスライスし、蒸し鍋などで30分くらい蒸す。そしてそれを梅干しのように天日干ししてカリカリになるまで乾燥する。たったそれだけだそうです。

家に帰る前にスーパーに寄り、生のショウガをたくさん買ってきました。1つ100円くらいですから、薬を買うことを思えば安いものです。それをせっせと1ミリ厚くらいにスライスし、蒸します。私は電子レンジで蒸し野菜を作るための、シリコンスチーマーで蒸しました。これなら蒸し鍋や蒸籠を使わなくて済むのでかんたんです。

蒸し上がったショウガは乾燥させなければなりませんが、どうしようか考えていたら主人が「これどうだい？」とキャンプ道具の網を出してきました。中が3段に仕切られている網の籠で、キャンプ場で洗った食器を衛生的に乾かしたり、釣った魚を干物にするために使うものだそうです。試してみると、蒸しショウガを乾燥するのにぴったり。物干し竿にぶら下げておくだけで虫やホコリの心配なく放置しておけます。

こうして作った蒸しショウガは、そのままかじったり、飲み物に入れたり、また**お風呂に浮かべたりして使います。とくにショウガ風呂は私にぴったりだったようで、**

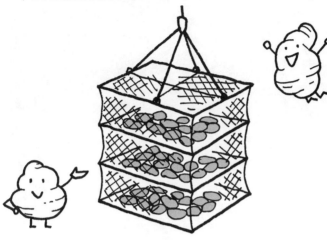

冬場でもなかなか体がさめません。アトピーで荒れた肌にここちよい刺激を与えてくれて、心身ともにリラックスできます。

こうして半年が経ち、私のアトピーはすっかりおさまってしまいました。それだけでなく、気がつけば体が丈夫になり、まったく風邪を引きません。

事例4

会社を休まなければならなかった生理痛が、ウソのように軽快に

A・Mさん　31歳女性　会社員

「いっそのこと女をやめてしまいたい！」と真剣に思うほど私の生理痛はきつく、毎月1日は会社を休まなくてはなりません。「仕事は大丈夫だから、安心して休んで」といってくれる職場の同僚に申し訳なく、どうしたら生理痛から逃れられるか、いつもそのことばかり考えていました。もちろん鎮痛剤はひととおり試してみましたが、思うような効果は得られませんでした。

「ひどい生理痛には婦人科の病気が潜んでいることがある」という話は私も知っていたので、あちこちの病院で検査をしてもらいました。しかし、とくに病気らしいものはみつからず、私の場合は純粋にホルモンバランスがうまくとれていないのが原因のようでした。お医者様からは「薬で治そうとするより、生活リズムやストレスに気を

つけて、健康的な生活を送るように」といわれました。しかし、私はそんなに荒れた生活を送っているという自覚がありません。人より少し神経質かなと思う程度です。なので「どうすれば治るんだろう。もしかするとずっとこのままかも」と不安な毎日を送っていました。

そんなある日、別の部署の女性から「蒸しショウガを試してみたら？」といわれたのです。私はそれまで蒸しショウガという言葉すら聞いたことがありませんでしたが、彼女がいうには、女性のいろいろな不調は体の冷えからきていることが多く、蒸しショウガは強力に体を温めてくれる食品だとのことでした。そして彼女が**毎日会社に持ってきている蒸しショウガ入りのハチミツ紅茶を水筒から分けてくれました。**

ひと口飲んでみると、お腹がきゅーんと反応しました。体の芯がショウガの辛みに応えている感じです。「これは効く！」と私は直感し、彼女から蒸しショウガの作り方といろいろなレシピを教えてもらいました。彼女は蒸しショウガ入りのハチミツ紅茶を常用するようになってから、ひどい冷えと肩こり、腰痛がきれいに治ってしまったそうです。

蒸しショウガを作るのは、料理の苦手な私にとっては面倒に感じましたが、むずかしいものではありません。「体のためだ」と一生懸命に作りましたが、そのうちに慣れてしまい、いまでは習慣のように週に2回のペースで作り置きしています。できた蒸しショウガは密閉容器に入れて常温で保存。使うときは手で細かくしたり、はさみで切ったり。うんと細かくしたいときは、ハンマーで砕いています。

いろいろ試してみているうちに、私にはハチミツよりも黒糖を使ったショウガ紅茶のほうが合っている気がしました。なので大きめの保温水筒にこれを入れて、一日中飲んでいます。これさえあれば、口寂しさもなくなるので、間食もしなくなります。

そして2カ月が経ち、私の生理はウソのように軽くなりました。会社を休むこともなくなり、以前より積極的に仕事に取り組んでいます。これも蒸しショウガのおかげです。

蒸しショウガで作ったショウガ紅茶を
保温水筒に入れて出勤

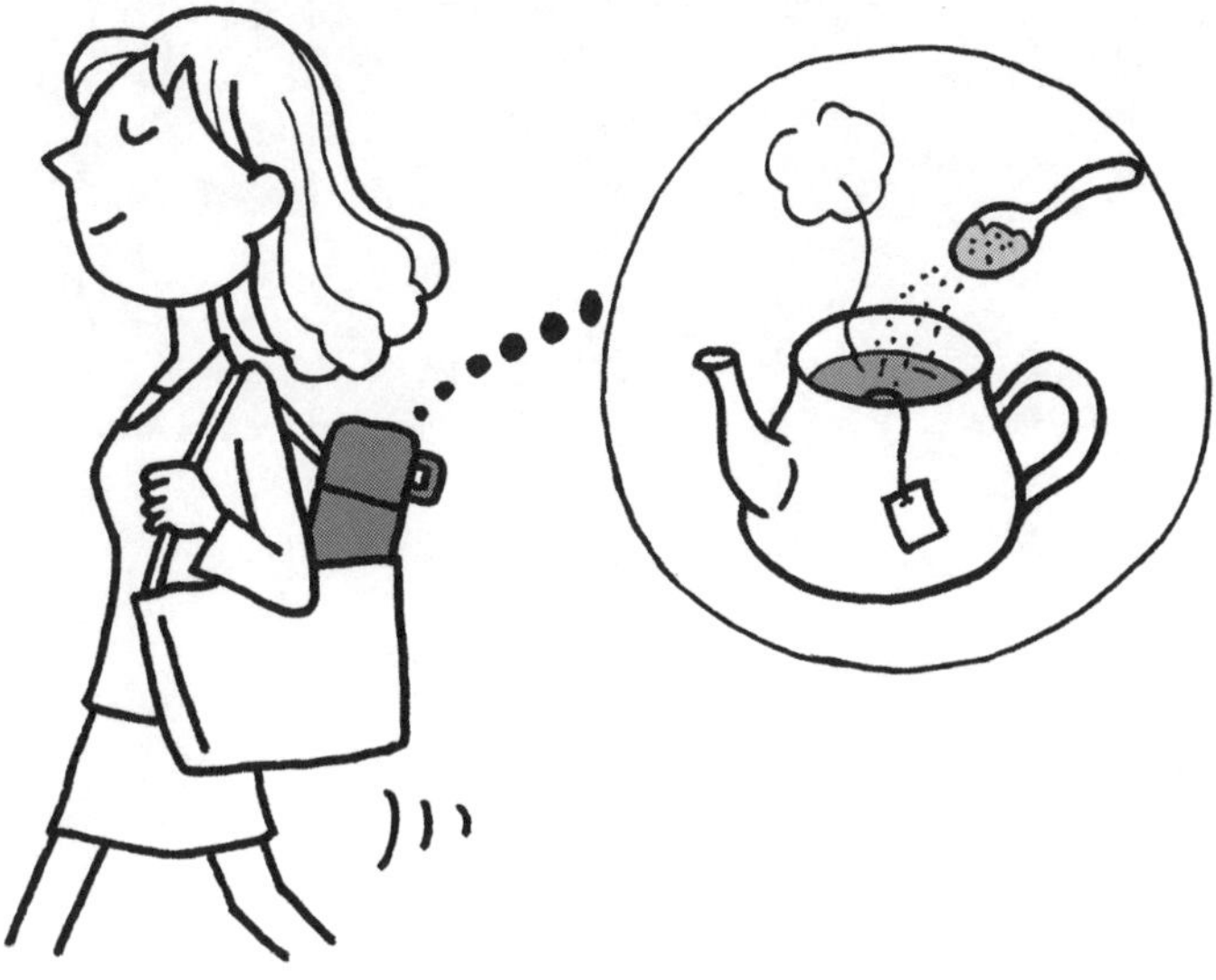

事例5

社会生活が危うかったうつ病が、蒸しショウガで消滅しました

K・Sさん　54歳男性　会社員

職場の人事異動で不慣れな職種に就くことになって以来、うつ病になってしまいました。周囲に気を遣いながら、早く仕事を覚えようと焦ったことがストレスになり、自分の精神を圧迫してしまったのが原因のようです。日曜日の夜になると「明日は会社だ」という思いがのしかかってきて、さっぱり眠れません。仕事を休みたい誘惑に負けてしまうと、2日、3日と休みが続いてしまいます。

このままでは社会生活が送れなくなってしまうと、心療内科にも通いましたが、明らかに私よりも病状が進んでいる人たちのいる待合室で座っていると、かえって病気が悪くなるような気がしてしまいます。気分転換をすれば治るかと、温泉に行ったり、観光地に行ってみたりしましたが、家に帰ってくると気分がふさいでいくのが自分で

もよくわかります。食べて気を紛らわそうとするので、いつのまにか体重も増え、65キロだった標準体重が、あっという間に80キロ近くになってしまいました。お風呂で自分の体を見ると、いかにも不健康な感じで白く、ぶよぶよしています。

このままではまずいと思ったのか、ある日、上司の家に呼ばれました。お説教されるかと覚悟して行ったのですが、大きなマグカップにたっぷり入った飲み物を出されました。飲もうと思ってカップを顔に近づけてみると、ショウガの香りがします。蒸しショウガというものを入れた紅茶だとのことでした。

ひと口飲むと、口の中いっぱいにさわやかな辛みがひろがり、その刺激が頭を突き抜けていきます。いままでもやがかかっていたようだった私の頭に、一陣の旋風が吹き抜けたようでした。「ああ、これは気持ちいい!」。私はたちまち飲み干してしまい、立て続けに3杯のショウガ紅茶を飲んでしまいました。ビール以外の飲み物を、こんなペースで飲んだのは生まれて初めてのことです。

上司の説明によると、この蒸しショウガを使った紅茶は、上司のお母さんが飲ませてくれたものだそうです。以前、上司も私と同じ状態になり、このままではうつ病で入院しなくてはならないと悩んでいました。その状況を心配したお母さんが、知人から聞いて実行したのがこの飲み物なのだそうです。

上司が治ったのなら、私にも効くかもしれない。実際、さっき飲んだ感じはすごくよかった。そう思って私は、上司に作り方を聞きました。蒸しショウガは漢方薬の材料を扱っている店で「乾姜」といえば手に入るそうですが、自分でもかんたんに作れるので、自宅で作ったほうがいいといわれました。

さっそく帰ってから家内と相談し、蒸しショウガ作りをスタートさせました。同時にインターネットなどで蒸しショウガやショウガ全般についての知識を蓄えます。蒸しショウガ作りのほうは、不器用な私が包丁を持つのが怖いと、家内が引き受けてくれました。

蒸しショウガ紅茶で
うつ病から抜け出し、気分が前向きに

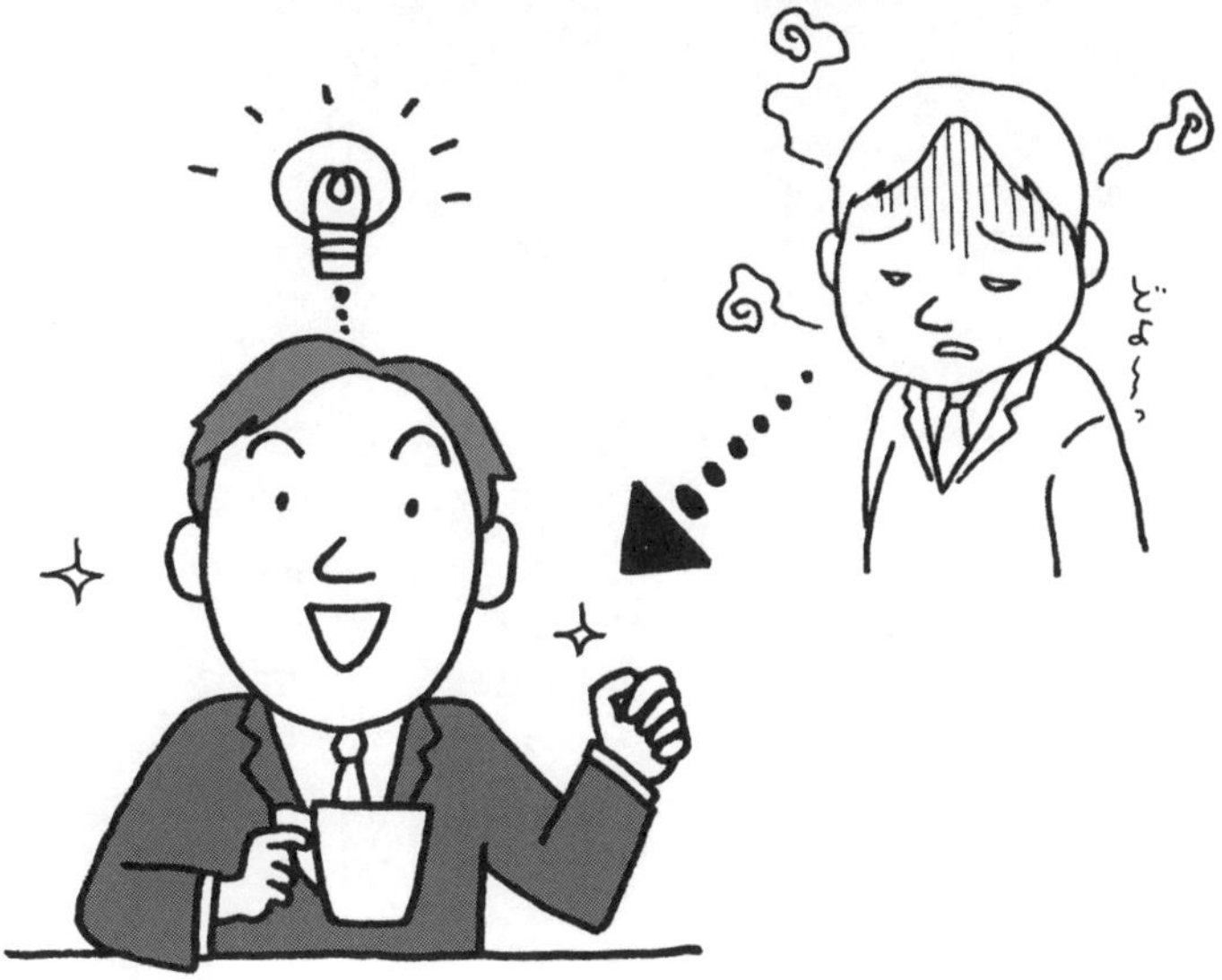

私の調べた範囲では、蒸して加熱することによって、ショウガの有効成分の割合が変化し、体を温める効果が倍加することがわかりました。そして体を温めることにより、血行を改善させて脳の働きを活性化します。それがうつ病に効くのでしょう。蒸した後で乾燥させるのは、冷蔵庫のなかった時代に保存性を高めるためだと思います。実際、乾燥させると粉にしたり細かくしたりでき、応用範囲が広がります。

この蒸しショウガで作った**ショウガ紅茶は、それ以来私の愛用ドリンクとなりました。家内に保温水筒を買ってもらい、会社でもお茶代わりに飲んでいます**。すると、2週間ほどで気分が前向きに落ち着いてきました。嬉しいことに、仕事のアイデアもどんどん湧いてきます。体重は1カ月に1キロの割合で減少し、無理なく元の体型に戻っていくようです。

一緒になって蒸しショウガをとっているので、家内も血色がよくなり、声に張りが出てきました。夫婦揃って蒸しショウガで健康にしてもらった思いです。

事例6

諦めていたダイエットが、食事制限なし、無理なしで成功しました

H・Kさん　34歳女性　会社員

私は思春期のころから太りやすい体質で、上半身よりも下半身にお肉がついてしまう、いわゆる「下半身デブ」です。これまであらゆるダイエットを試してきましたが、ちょっと効果が出てはリバウンドの繰り返しで、「もうダイエットはやめよう」と諦めていました。でも、スタイルのいい友だちが羨ましく、新しい種類のダイエット本が出ると、つい手を伸ばして買ってしまいます。このままでは一生、ダイエットの呪縛から逃れられないのではないか、そんな恐怖まで感じていました。

そんなとき、友人たちの間でショウガブームが起きたのです。ショウガが健康にいいらしい。婦人科の病気に効くらしい。そんなことからまわりの友人たちがいっせいにショウガダイエットを始めました。私も「おつきあい程度」と思ってショウガ湯や

ショウガ紅茶を試してみましたが、それが意外にいい感じだったのです。「もしかすると、ショウガは私の体質に合っているのかもしれない」と思い、ブームに乗っているだけの友人たちの一歩先に行こうと、密かにショウガの勉強を始めました。

そこで知ったのが、ショウガが多くの漢方薬の原料になっているという事実です。さらに調べていくと、漢方薬の原料としてのショウガには2種類あることがわかりました。ひとつは生のショウガである「生姜」、もうひとつは蒸してから乾燥させた「乾姜」です。そして乾姜は生姜より効能が強力であることがわかりました。

みんながおろしショウガに夢中になっているのなら、私は乾姜で差をつけてやる。そんな幼い対抗心から、私は自分で乾姜すなわち蒸しショウガを作ることにしました。スーパーで生のショウガを5、6個買ってきて、ていねいにスライスし、シリコンスチーマーに並べて電子レンジで5～6分。一度に全部のショウガを蒸すことは無理なので、少しずつ分けて蒸します。蒸し上がったショウガは、外した網戸2枚をきれいに洗い、その間に挟むようにして天日干ししました。地面に平行に置くよりも、少し角度をつけたほうが風の通りがいいようです。ショウガが黒く、カリカリに乾燥したらできあがりです。

完成した蒸しショウガですが、まずはおろしショウガと比較してみました。どのくらい強力なのかを自分で実体験してみようと思ったのです。実験は、飲み慣れているショウガ紅茶でやってみました。

まずはおろしショウガのショウガ紅茶。私は黒砂糖で甘くして飲みますが、ショウガの香りが鼻を刺激し、辛みがのどを刺激します。風邪の引き始めくらいなら、これ1杯で治ってしまいそうな気がします。

次に蒸しショウガによるショウガ紅茶です。蒸しショウガそのままだとかけらが大き過ぎるので、ポリ袋に入れてからハンマーで叩いて粉砕したものを使いました。**紅茶1杯に小さじ半分くらいの粉末を入れましたが、ひと口飲んでむせてしまいました。とにかく辛いのです。おろしショウガの5倍くらい辛いといったらわかってもらえる**

でしょうか。覚悟して口に含まないと、吹き出してしまいそうです。そして飲み下すと、体がかーっと芯から発熱してくるのがわかります。「これが同じショウガ？」と口に出してしまうくらい違います。さすが、歴史のある漢方薬の世界で効能が認められた乾姜だけのことはあります。

こうして私は蒸しショウガによるダイエットを始めました。というより、蒸しショウガの刺激のとりこになったといったほうがいいかもしれません。体重を落とすより、蒸しショウガの刺激を味わうのが楽しみになったからです。そうして3カ月が経ちました。久しぶりに体重計に乗ってみると、なんと4キロも減っています。この調子で蒸しショウガを続ければ、目標のマイナス12キロも夢ではないでしょう。ついに理想のダイエット法を見つけられた。いまではそんな喜びでいっぱいです。

蒸しショウガダイエットを始めたら、
3カ月で4キロダウン!

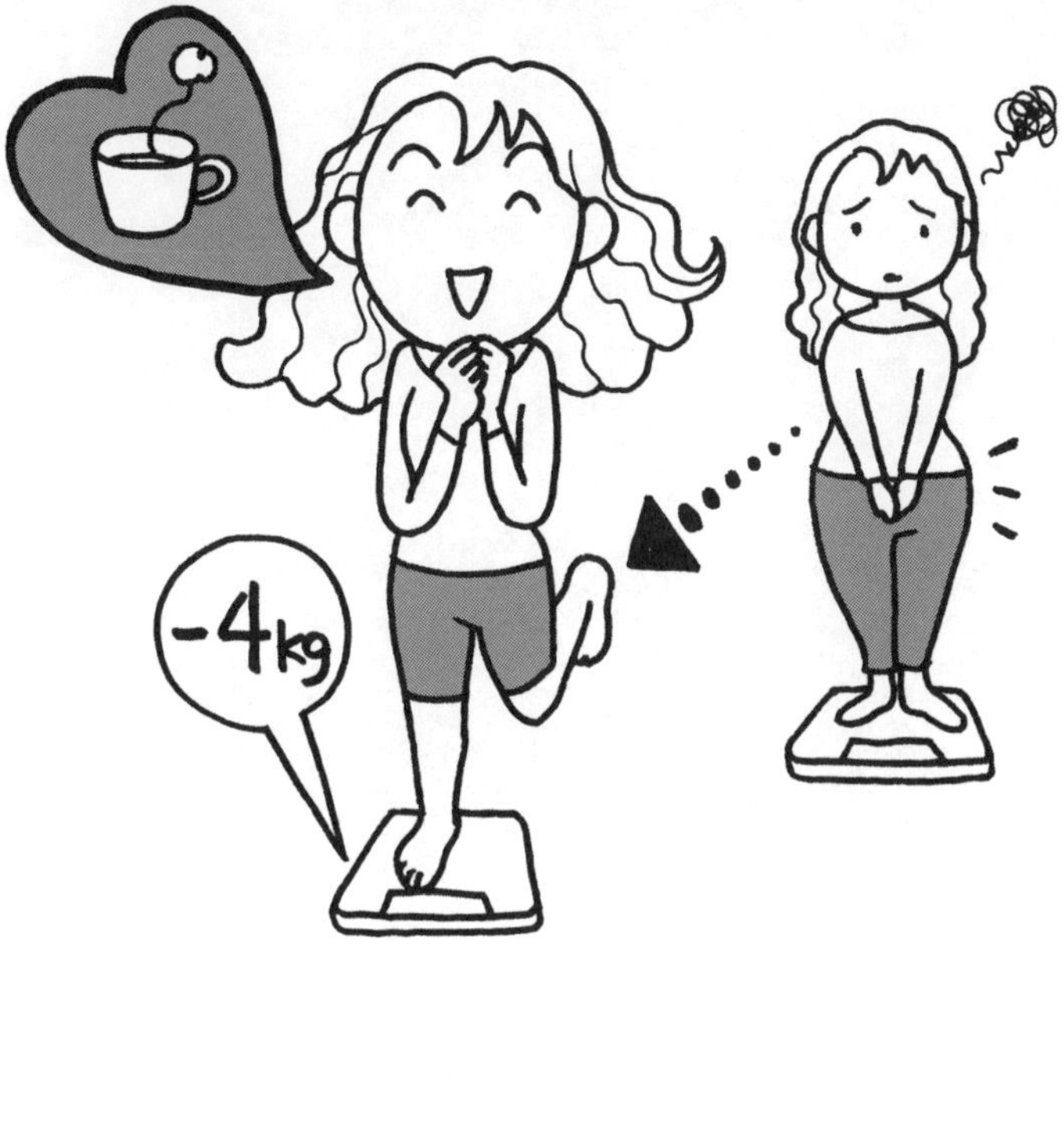

ショウガコラム❺

「じょうずなショウガの選び方、使い方」

・ショウガの選び方…表面の傷みを確認し、つややかで張りのあるものを選びます。具体的には、皮に傷がなく、全体がふっくらとしていて固く締まったものがいいでしょう。切り口がしなびていたり、変色したりしているものは、出荷されてから日数が経っている証拠ですので、できれば避けます。ちなみに、蒸しショウガとは直接関係ありませんが、葉ショウガと新ショウガは、茎の付け根がきれいな赤色をしていて、白い部分との色のコントラストがはっきりしているものを選びます。全体がみずみずしくて張りがあるかどうか、皮に傷やシワがないかどうかもチェックポイント。白い部分の多いものを選びます。

・ショウガの保存方法…生ショウガはそのまま冷蔵庫に入れておくと、切り口から乾燥してきたり、切り口にカビが生えたりします。乾燥を防ぐために濡らした新聞紙やキッチンペーパーなどで包んでポリ袋に入れ、冷暗所や冷蔵庫の野菜室で保存すると比較的長持ちします。飲食店や農家では、昔から濡れ新聞紙にくるんで冷暗所に保存

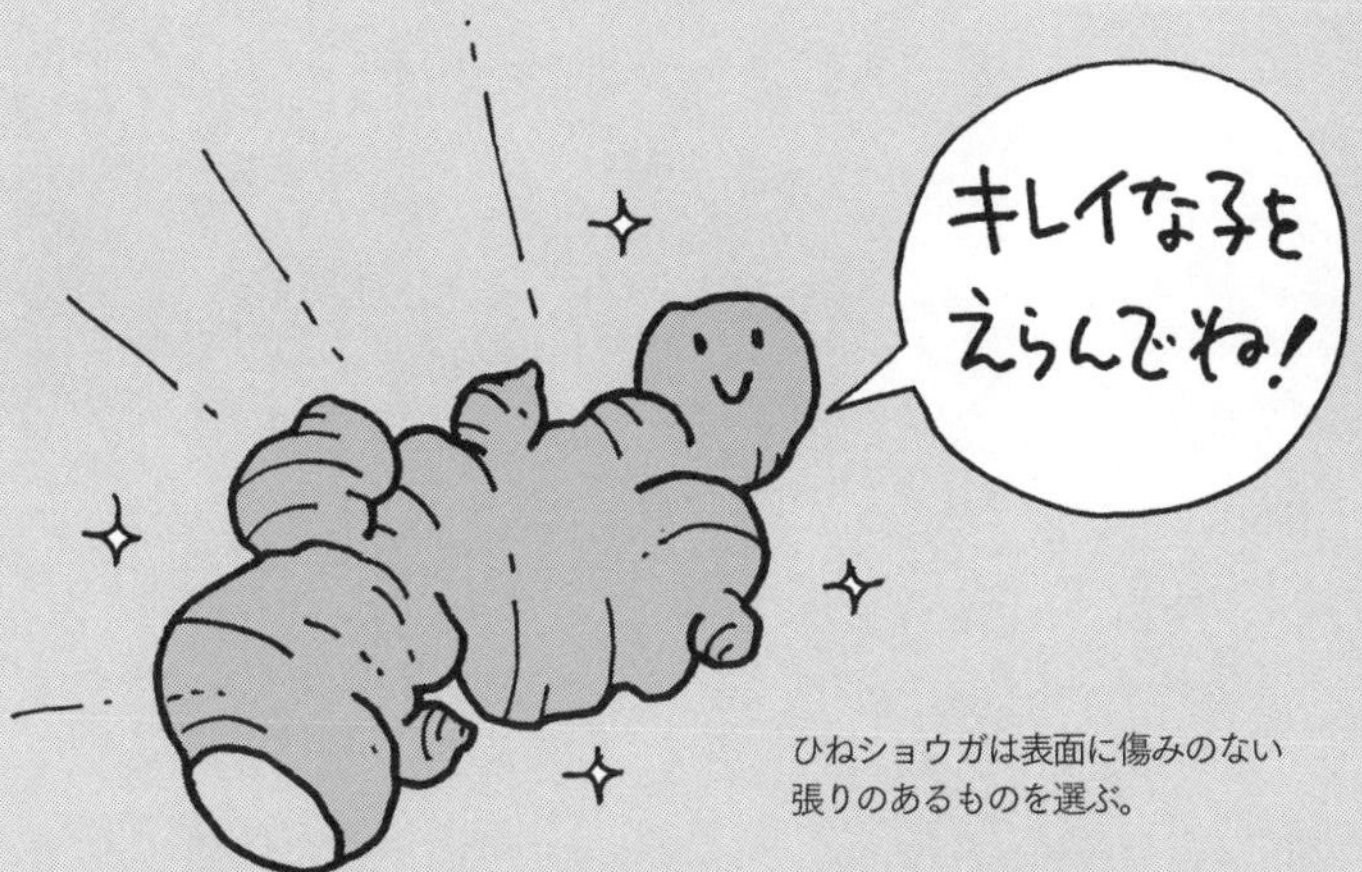

ひねショウガは表面に傷みのない
張りのあるものを選ぶ。

していました。冷暗所の場合は、15℃くらいが最適です。
意外な保存方法としては、根しょうがを小分けして、水を入れた瓶などの容器密閉に入れ、冷蔵庫で保存するというものもあります。水をこまめに取り替える必要がありますが、この方法のほうがみずみずしい状態を維持できるようです。なぜそれができるかというと、ショウガの有効成分であるジンゲロールやショウガオールは油性で水に溶け出さないからです。さらに長期保存したい場合は、すり下ろして冷凍するとよいでしょう。

お医者さんがすすめる
不調を治す 10倍ショウガの作り方

発行日　2021年12月 8 日　第 1 刷
発行日　2022年12月21日　第 6 刷

著者　石原新菜

本書プロジェクトチーム
編集統括　柿内尚文
編集担当　池田剛
編集協力　悠々社（山﨑修）
デザイン　河南祐介、五味聡（FANTAGRAPH）
イラスト　石玉サコ
校正　東京出版サービスセンター

営業統括　丸山敏生
営業推進　増尾友裕、綱脇愛、大原桂子、桐山敦子、矢部愛、相澤いづみ、寺内未来子
販売促進　池田孝一郎、石井耕平、熊切絵理、菊山清佳、山口瑞穂、吉村寿美子、矢橋寛子、遠藤真知子、森田真紀、氏家和佳子
プロモーション　山田美恵、山口朋枝

編集　小林英史、栗田亘、村上芳子、大住兼正、菊地貴広、山田吉之、大西志帆、福田麻衣
講演・マネジメント事業　斎藤和佳、志水公美、程桃香
メディア開発　中山景、中村悟志、長野太介、入江翔子
管理部　八木宏之、早坂裕子、生越こずえ、名児耶美咲、金井昭彦
マネジメント　坂下毅
発行人　高橋克佳

発行所　株式会社アスコム

〒105-0003
東京都港区西新橋2-23-1　3東洋海事ビル
編集局　TEL：03-5425-6627
営業局　TEL：03-5425-6626　FAX：03-5425-6770

印刷・製本　中央精版印刷株式会社

Printed in Japan ISBN 978-4-7762-1182-2

本書は2013年7月に弊社より刊行された『病気にならない　蒸しショウガ健康法』を改題し、一部加筆修正したものです。